1日10分でどんどん若返る!

一生使える若返りリンパケア

摩擦なしで
勝手にリンパが
流れる
体をつくる

LHJリンパケアマスター
木村友泉
Yuumi Kimura

はじめに

「リンパを流す」のではありません「リンパが流れる」体をつくるのです！

皆さんは、「リンパケア」と聞いてどのようなものを想像しますか？
多くの「リンパケア」で、「リンパを流す」という表現が用いられていて
「リンパを流す」といわれるメソッドの中には
「詰まっている箇所を強い力で押して流す」という手法もあるようです。
でも、無理にリンパを流そうとして強い圧をかけると
リンパが流れるリンパ管やリンパ節が傷ついて、逆にむくんでしまうことも。
私の行うケアは外から力を加えて「流す」のではありません。
リンパの流れを妨げているかたくなった筋肉をゆるめて
自然にリンパが「流れる」体をつくるというメソッドです。

このメソッドを講演やセミナー、雑誌などを通じて体験した女性たちは

皆さん、「ご自身の体の変化」に驚いて、輝くような笑顔になります。
これは、私が「この仕事をしていてよかった！」という幸せを感じる瞬間です。

もちろん、これは魔法のメソッドでも何でもありません。
今、皆さんの体の中のどこかで眠っているものを最大限に活用するだけです。
ですから、誰でも、何歳からでも体を変えることはできるし、美しくなれます。
そして、**このメソッドは一生もの。**
しっかり身につけて続けていれば、一生美しく機能的な体を保つことができます。

「自分の体を変える」と言うと、「どんなすごいケアなの？」と
少し、身構えてしまうかもしれません。でも、大丈夫！
この本でご紹介するのは誰にでも簡単に、短時間でできることばかり。
どんなに「大きな変化」も「小さな変化」の積み重ねでしかありません。
まずは、1日10分試して、「小さな変化」を実感してみましょう。

木村友泉

もくじ

Chapter 1

リンパが流れる体づくり
1日10分一生使える若返りベーシックケア

Chapter 2

お悩み別ピンポイントケア

もっときれいに若々しく！プラスαの集中メソッド

Chapter 3

小さな意識の積み重ねが若々しい体をつくる

リンパが流れる生活習慣

Chapter 4

より効果を実感するために

私たちの健康と美を司るリンパの働きを知る

リンパがスムーズに流れれば、誰もがもっと美しく&健康的になる！

本書ではリンパがスムーズに流れる体をつくるための、さまざまなケアをご紹介していきますが、そもそも、リンパの流れが悪くなると、どんな不調につながるのでしょうか。

老廃物がうまく排出できずに滞留し、**たるみ、むくみの原因**になる。細胞に必要な酸素や栄養が届かず、**シワが増えたり乾燥肌**に。血流が悪くなって、**肌のくすみや、肩こり、冷えの原因**に。また、**代謝が落ちて脂肪燃焼効果がダウン**する、などが挙げられます。

そこで、習慣にしたいのがリンパケア。リンパケアの真髄をひと言で言うなら、「**体が持っている本来の力を最大限有効活用する**」ということです。外から何かを足して補うのではなく、もともと体の中にありながら、不要な場所で滞っているリンパを、本来必要としている場所へ促すようサポートすることによって、美しく健康的な体を手に入れるというメソッドです。そして、そのための方法は基本的にセルフケア。高価な道具や化粧品も必要ありません。日々の生活の中で無理なく続けられます。

64歳

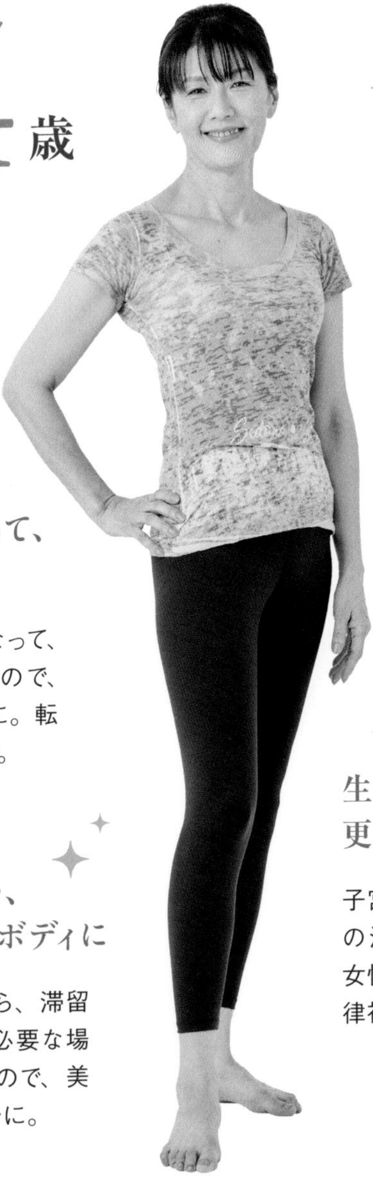

肌のくすみが消えて
シワ・たるみが改善

皮膚の細胞に酸素と栄養が行き渡り、滞っていた老廃物が排出されるので、肌がきれいになります。

筋肉が
しなやかになって、
転倒予防も

筋肉がやわらかくなって、体幹も鍛えられるので、日々の動作が軽快に。転倒予防にもなります。

生理のトラブルや
更年期障害を軽減

子宮まわりの血流やリンパの流れがスムーズになり、女性ホルモンも活性化。自律神経も安定します。

たるみのない、
引き締まったボディに

筋肉を鍛えながら、滞留していた水分を必要な場所へ移動させるので、美しいボディラインに。

リンパを停滞させる原因は加齢や悪い姿勢による筋肉の硬直

筋肉をゆるめてポンプ機能を回復

リンパの流れが悪くなると、むくみやたるみ、肩こりなど、さまざまな不調が体に現れるようになりますが、そもそもなぜ、リンパの流れが悪くなるのでしょうか。

それはおもに、**加齢や運動のしすぎ、および運動不足、長年の生活習慣によって筋肉がかたく縮こまるため、リンパが圧迫され、その流れが滞ってしまう**からです。昔本格的に運動をしていた人も要注意です。

私たちが普段なにげなく「リンパ」と呼んでいるものには2種類あります。ひとつは、**細胞と細胞の間を埋めるようにして全身を満たしている「細胞間組織液（間質液／間質リンパ）」**。血液が運んできた酸素や栄養を細胞に届ける役割をします。そしてもうひとつが、**全身の血管に沿って張り巡らされた「リンパ管」の中を流れる「リンパ液」**。こちらはおもに、細胞が酸素や栄養を利用した後に排出する二酸化炭素や老廃物を回収して浄化し、静脈に合流して心臓に戻す役割を担っています。また、リンパ管の途中にある関所「リンパ節」では、体内に侵入してきた抗原（病原菌やウイルス）も退治します。

ですから、リンパがスムーズに流れないと、酸素や栄養の取り込みがうまくいかなかったり、二酸化炭素や老廃物が排出できずに滞ったり、さまざまな不調の原因に。免疫力が低下する原因にもなります。

そこで、**リンパの流れを促す役割を担っている筋肉のケアが重要**になります。リンパには、血液を送り出す心臓のようなポンプ機能がありません。リンパは、筋肉が収縮と膨張を繰り返すことによって、流れます。ですから、筋肉がかたく縮こまっているとスムーズに流れません。

また、姿勢が崩れて、リンパを圧迫するとリンパの流れは悪くなるので、インナーマッスルを鍛えて体幹を保つエクササイズも並行して行っていきます。

筋肉に強い圧をかけると逆に流れが悪くなる

マッサージなどで押したりもんだり、引っ張ったりすると、
リンパが存在する細胞間が押しつぶされて流れが悪化。
筋肉をゆるめることで、細胞間をふっくらさせ、自然な流れを取り戻せます。

筋肉をゆるめると
リンパの流れはスムーズに

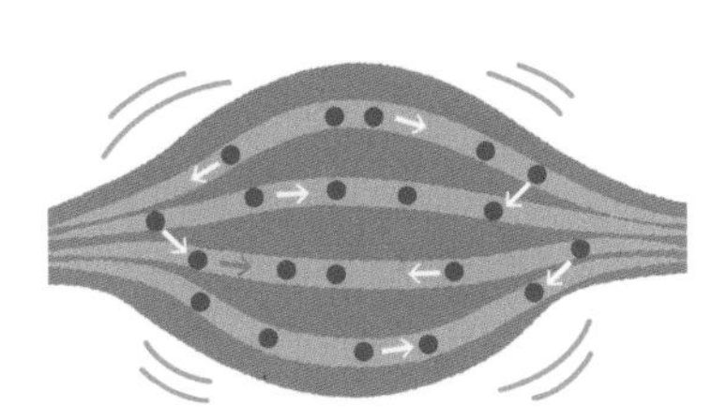

筋肉が押されると
リンパの流れが悪化

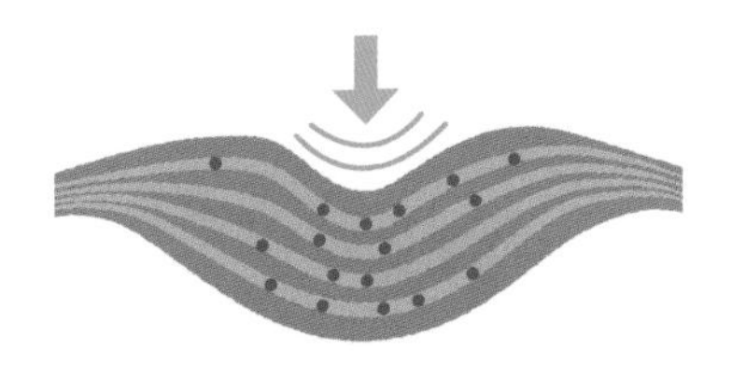

大きなパーツをゆるめれば細部は自然と流れる

顔のシワに下半身ケアが効く理由

「リンパケアで顔のシワ・たるみ解消」と聞くと、「顔のマッサージ」をイメージする方が多いようですが、実は、「顔のシワ・たるみ解消には下半身ケア」なのです。

というのも、リンパは前ページでご説明したように、筋肉の収縮と膨張によって流れています。ですから、まずは**大きな筋肉をゆるめて、太い本流の流れを促してあげることが最も効果的**なのです。本流がスムーズに流れるようになれば、手や足、顔などの末端の細いリンパは何もしなくても自然と流れるようになります。

そこで、大きな筋肉がどこにあるかというと、それが下半身。人間の体には大小さまざまな筋肉が600以上ありますが、そのうちの**60~70%もの筋肉が下半身に集中**。大腿四頭筋群（前もも）、ハムストリング（もも裏）、殿筋群（お尻）、内転筋群（内もも）など、「大きな筋肉」が集まっています。また、**上半身と下半身の境目にあたる横隔膜**も実は筋肉で、リンパの流れを司る重要なパーツ。横隔膜と下半身の筋肉のケアがリンパの流れのカギを握っているのです。

筋肉をゆるめるケアの基本

大きな筋肉からゆるめましょう

気になる箇所のケアから始めたくなりますが、急がば回れ。
大きな筋肉をゆるめてリンパの太い流れを促すことこそ、お悩み解消の近道です。

症状のある場所＝ケアする場所ではありません

筋肉は隣接する筋肉とつながっていて、お互いに影響し合っています。
例えば、腰痛の原因が太ももやふくらはぎの硬直、ということも。
症状のある箇所だけをケアするのではなく、全体をゆるめるよう心がけて。

「ツライ」と感じる動きはNG！

体に負担がかからないのがリンパケアの魅力。ツライと感じる
場合は無理をせず、できる範囲で少しずつトライして。

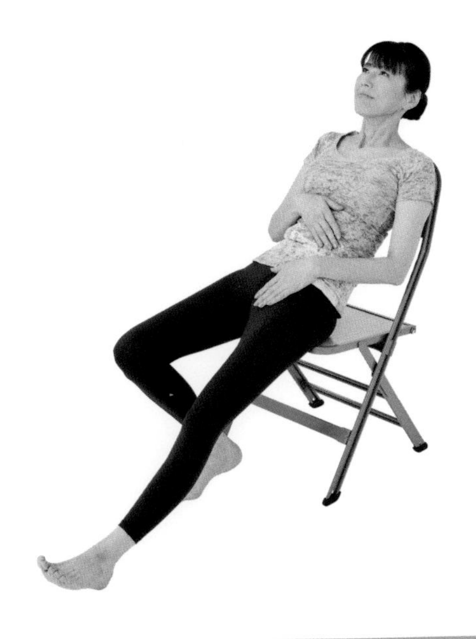

大切なのは自分を否定しないこと
大変身成功のカギはポジティブマインドです

女性にとって「健康的な美」は自信と生きがいの源

私が主宰するＬＨＪリンパケアの基本原則は「**ゆるめる・育む・慈しむ**」。３つのシンプルなステップを軸にした、セルフケアのメソッドです。リンパケアにはいろいろな手法がありますが、マッサージなど、人から何かをしてもらうというのは「一時的なもの」。プロのマッサージはとても気持ちよいですが、その状態を持続させることは難しいです。これに対して、自分自身で行うケアは「日常的なもの」。不調を感じたらいつでもどこでも、自分自身でケアすることができます。**自分の体を自分自身でケアできるということは、とても大きな自信・安心**につながります。

最初は「うまくいかない」ということもあるかもしれません。でも、うまくできない自分に落胆するのではなく、**少しでもできたことがあれば自分自身をほめて**あげましょう。「木村友泉にできるんだから、私にだってできるんじゃない？」そんな、おおらかな気持ちでチャレンジしてみてください。きっと何かが変わるはずです！

LHJの理念はセルフケアが目指すところに通じます

人生
Life

健康
Health

楽しみ
Joy

私は、自身が主宰するLHJ（Life & Health Joy）という名称には、Life（人生）もHealth（健康）も、Joy（楽しみ）しながら謳歌する、という意味を込めています。

リンパケアの基本ステップ

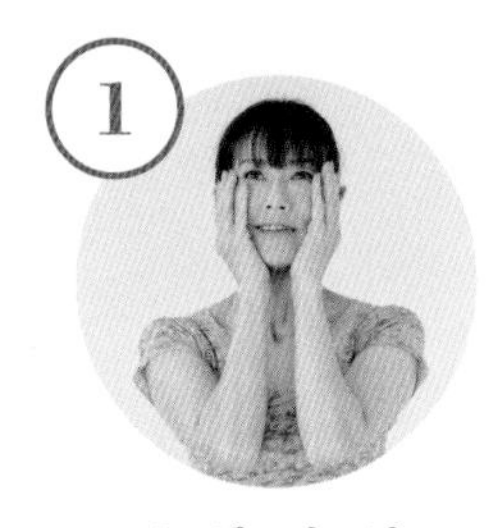

①

ゆるめる

- 骨振動でインナーマッスルをゆるめる
- 微振動でアウターマッスルをゆるめる

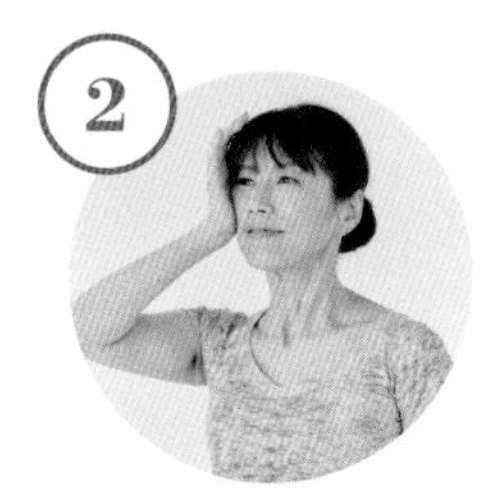

②

育む

- 癒着した筋膜を整える（筋膜リリース）
- 筋肉を正しく使って育てる

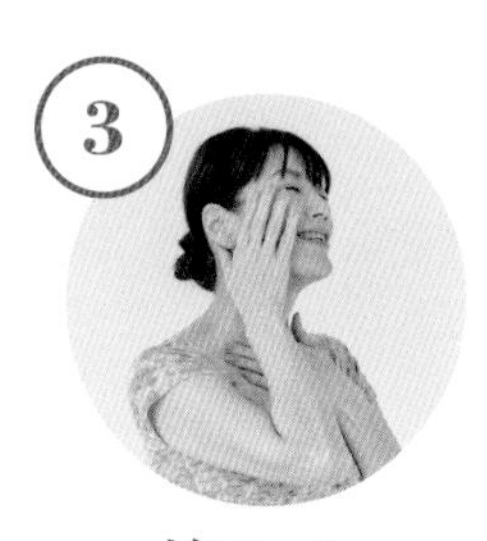

③

慈しむ

- 筋肉と筋膜をいたわって持続する
- 自分自身（メンタル）を慈しむ

「一生使える若返りリンパケア」のベーシックケアを

自分の体と向き合いながら2週間実践してみました！

リンパケア未経験のお二人に、ベーシックケアを中心に2週間、毎日欠かさず実践していただきました。その成果は……？

体験者 1

田中直美さん（53歳）

二重あご、ウエストまわりをすっきりさせたい

2週間トライ
ベーシックケア（p24～51）
＋
ウエストシェイプ（p74～75）
椅子スクワット（p78～79）

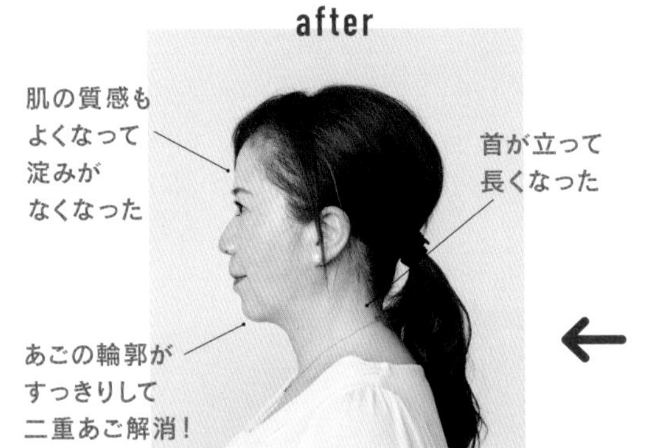

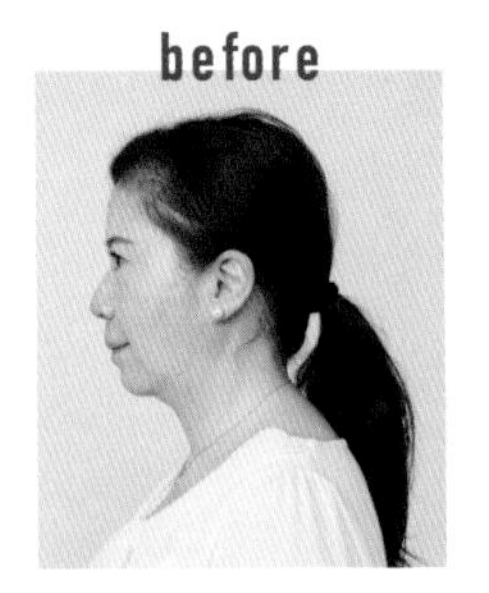

体重が2kg ダウンして便秘も解消！

夜、お風呂上がりに実践しました。顔のケアはあごのケアを重点的に。一番の変化は、体重が2kg落ちたことです。便秘がちだったのですが、毎日薬に頼らなくてもお通じがありました。むくみが取れた気もします。リンパケアで意識も変わって、お酒と間食も控え、積極的に階段を使うなど体も動かすようになりました。3食しっかり食べています。2週間でここまでやれたので、続けていけば習慣化でき、もっと成果が出せそうです。

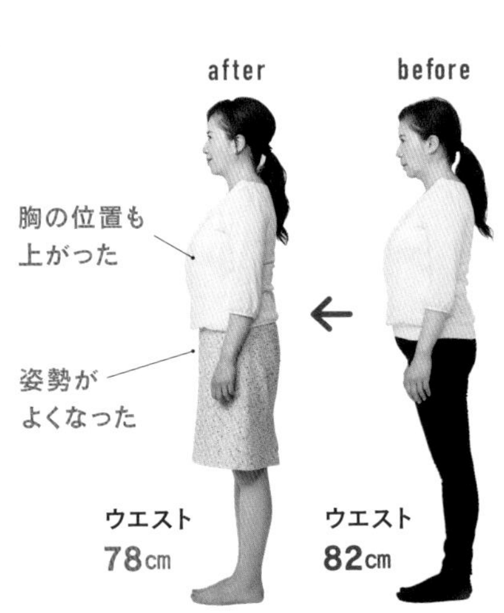

顔のたるみが悩みです

体験者 2

SHIZUE さん（68 歳）

2週間トライ
ベーシックケア（p24～51）

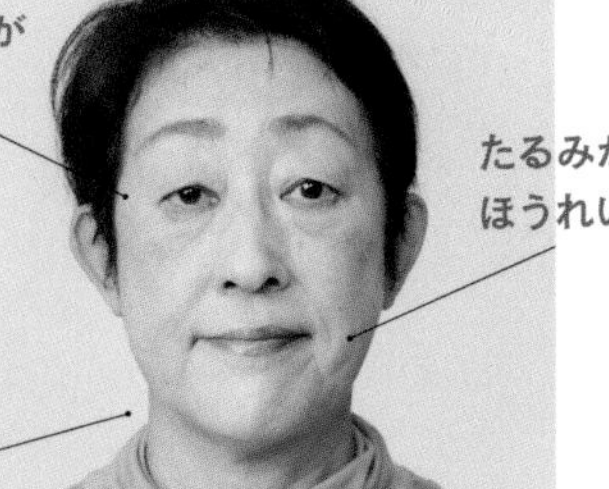

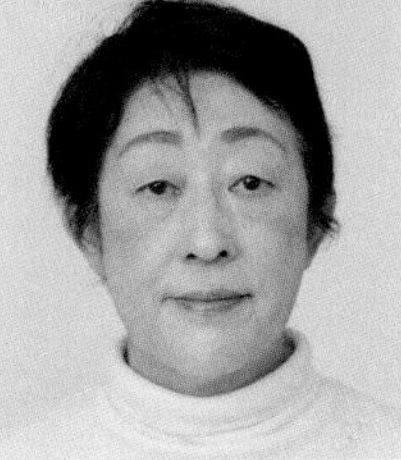

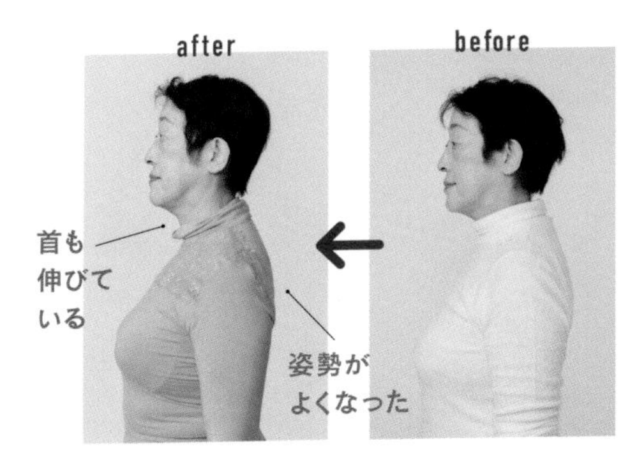

背中がラクになって姿勢がよくなった！

私は朝いつも体操をするので、その前に全身のリンパケアを取り入れていました。顔のケアはお化粧前や夜にクリームを塗る前に、ながら感覚でやりました。なので、毎日無理せずに２週間続けられたのがよかったです。まず実感したのは背中が楽になったこと。姿勢も少しよくなった気がします。腕も前より上がるようになりました。顔のたるみは年を取ると仕方のないことだと思いますけど、少しでもよくなればと思って。たるみはマシになった気がするので、これからも続けていこうと思います。

２週間ケアに楽しく向き合ってくださり、ありがとうございました！ 悩みの解消だけでなく、人生を有意義に過ごすためにもリンパケアを続けていってくださいね！

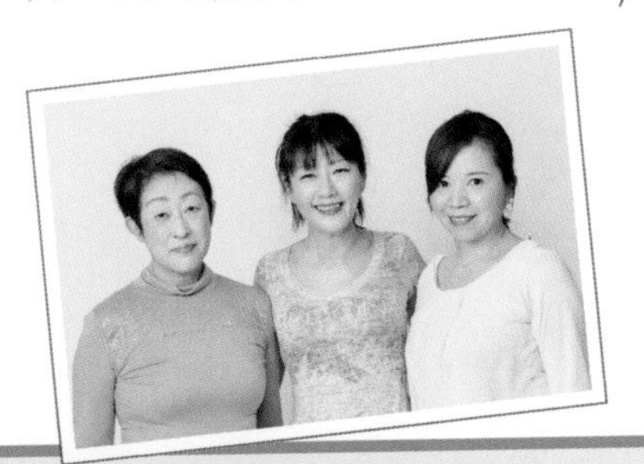

＼ さぁ、始めよう！ ／

リンパケア5つのポイント

リンパケアは、気軽に取り組めるというのがいいところ。
ただし、より効果を上げるためのポイントがいくつかあるので、
しっかり押さえておきましょう。

1 メソッドに合った「強度」で行う

この本で紹介しているケアには、力を一切入れずに優しく触れるケアから、少し強めに力を加える筋膜リリースのケアまで、大きく分けて5段階の強度があります。以下のスケールで示す強度のマークを参照して、適切な力でケアを行いましょう。

1 微弱
顔と手の間に挟んだティッシュがさっと引き抜けるくらいの弱い力を入れる

2 軽く押す
軽く押しているなと感じる程度の力

3 少し力を入れて押す
痛みは感じない程度に少し力を入れて押す。軽いマッサージ程度

4 力を入れて押す
イタ気持ちいいと感じるくらいの強めの圧をかける

5 ぐっと力を入れて強く押す
「少し痛い」と感じる力で。筋膜リリースをするときの強度

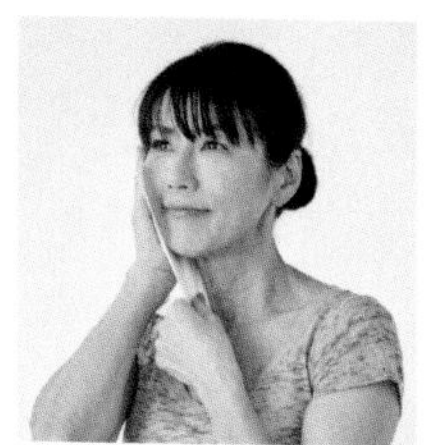

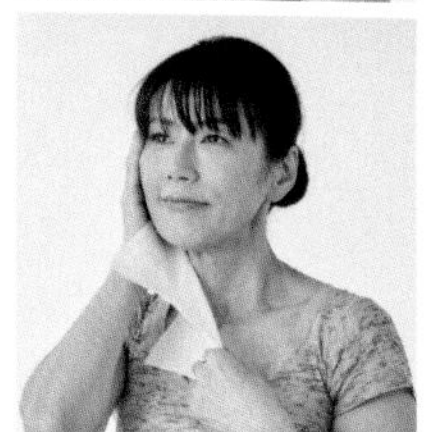

微弱だとティッシュがすっと抜けるくらい。

❷ すきま時間＆「ながら」で上手に習慣化

リンパケアの最大のポイントは毎日コツコツと続けること。
1時間たっぷりケアして翌日はお休み、というよりは、
5分でもよいので毎日続けるほうがずっと効果的！
入浴前、寝る前など、自分の取り入れやすいタイミングで。

❸ 体の変化を楽しみながら行うと効果大

ケアをした後、体が変わったことを自分自身で実感することも大切。
たとえば、足をケアした後、足を上げてみましょう。
ケアする前よりも「軽い」とか「高く上がる」と感じられれば大成功！
脳にその成功体験がインプットされ、次回は効果がさらにアップします。

❹ ケアを行った後は優しく慈しむ

ケアをした後は、その部分を優しくなでてあげましょう。
リンパがより自然と流れやすくなります。しっかり「流そう」と思って、
強い力で押したりもんだりすると、リンパ管を傷つける原因になるので注意。

❺ 服装は締めつけのない楽な格好で

体を締めつける下着や服を身に着けていると、
せっかくほぐすケアをしても、効果が出にくくなります。
ゆったりとした服装を心がけて。ガードルやきついストッキングはＮＧです。

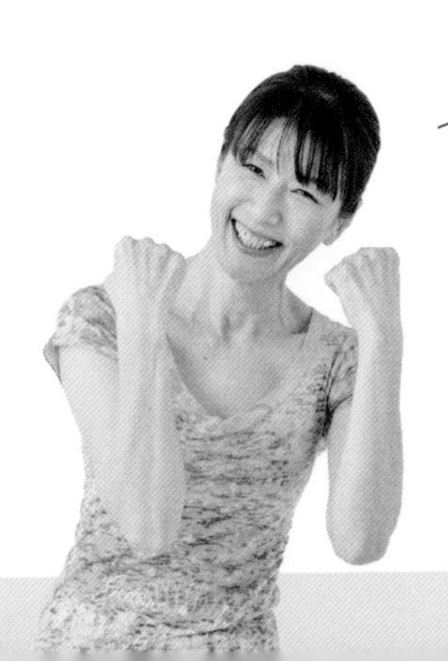

痛みなどがあれば、
無理しないでOK！
自分のペースで
やっていきましょう！

「一生使える若返りリンパケア」のリンパケアは2パターン

Chapter 1

1日10分 一生使える若返りベーシックケア

step1 ～ step10の順に行うことでリンパがスムーズに流れる体になっていきます。ベーシックケアは全身に有効なので**これだけでも十分な効果**があります。ぜひ毎日の習慣にしてください！

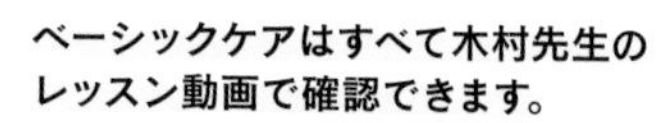
ベーシックケアはすべて木村先生のレッスン動画で確認できます。

ナチュレライフ編集部のLINEお友だち追加でレッスン動画プレゼント！

友だち追加後、トーク画面で「若返りリンパケア」とメッセージをお送りいただくと、レッスン動画が届きます。

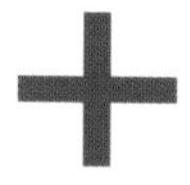

Chapter 2

お悩み別ピンポイントケア
もっときれいに、若々しくプラスαの集中メソッド

ベーシックケアにプラスすることで、気になる悩みを解消するメソッドです。**必ずベーシックケアを行ってから**、悩み別のメソッドを行いましょう。リンパケアで最も大切なのは大きな幹の部分のリンパが流れること。幹の部分が流れていない状態で、いくら個々のお悩みパーツをケアしても期待どおりの効果は得られません。逆に、大きな幹の流れがよくなれば、個々のパーツは自然と流れるようになります。

- 朝にベーシックケア、時間が空いた昼や夜にピンポイントケアを行うなど、連続して行わなくてもかまいません。
- 時間がないときは、ベーシックケアはstep1 大腿骨揺らし（p24～27）、step2 肩甲骨まわりほぐし（p30～31）に短縮してもOK！

Chapter 1

1日
10分

リンパが流れる体づくり

一生使える若返り
ベーシックケア

たるみ・むくみのない、若々しい顔とボディを保つには
全身の筋肉を「リンパが自然に流れる」
やわらかい状態に保つことが大切。
本章でご紹介するのは、効率よく筋肉をゆるめる
「シンプル」にして「最強」の10ステップ！
「これだけ」「毎日」続けるだけで
引き締まった顔とボディがあなたのものに。

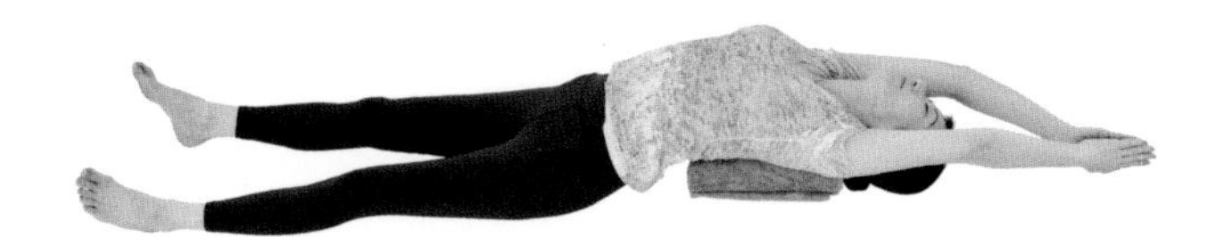

ケアを始める前に、筋肉とリンパの関係をちょっとチェックしてみましょう。どこの筋肉をゆるめて、どこのリンパの詰まりを解消しようとしているのか、その箇所に意識を集中すると、より効果的です。

横隔膜(おうかくまく)をゆるめる！

効果：顔や全身のむくみ・たるみ改善、自律神経を整えるなど

横隔膜をゆるめてリンパが集まる乳び槽(にゅうびそう)を刺激！

リンパケアの第一歩は、全身に張り巡らされたリンパの本流、太い幹にあたるリンパが滞りなく流れるようにすることです。

リンパがたくさん集まっている乳び槽を刺激することで、太い幹がスムーズに流れるようになります。

そこで、まずゆるめたいのが、乳び槽の近くにある横隔膜。横隔膜がかたく縮こまっていると乳び槽も圧迫されて、リンパが流れにくくなってしまいます。

横隔膜をほぐしてやわらかくするケアから始めましょう。

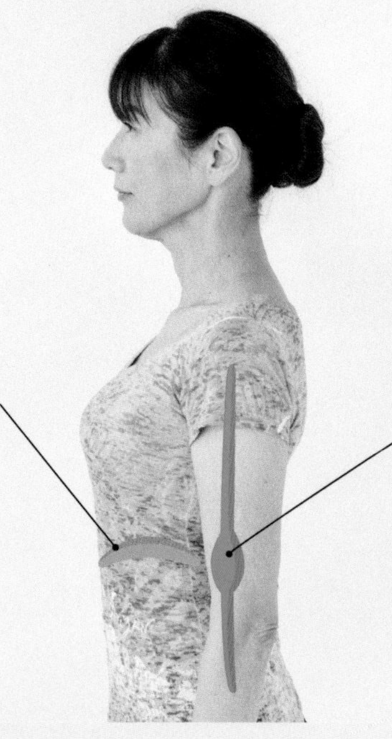

横隔膜

肋骨(ろっこつ)の下のほうの骨３本分くらいの内側に、ドーム状に張っている膜状の組織。胸腔と腹腔の境にあたります。「膜」と呼ばれますが、その実態は筋肉。縮んだり伸びたりして上下に動くことで、呼吸を司ります。

乳び槽

おへそから指４本分くらい上。みぞおちの奥のほう、かなり背中に近い位置にあります。リンパによって全身から集められた老廃物は、ここで浄化されます。朝は小指ほどの大きさですが、老廃物がたまってくる夜になるとこぶし大くらいに。

大腿骨(だいたいこつ)の刺激が大腰筋(だいようきん)から横隔膜へ

横隔膜をゆるめるメソッドとして次ページからご紹介するのが、足を揺らすケア。「横隔膜をゆるめるために、なぜ、全然関係のない足を動かすの?」と疑問に思われるかもしれません。

でも、実は横隔膜と足は大きく関わっているのです。下の図を見てもわかるように、大腿骨（両足の太い骨）と横隔膜は、大腰筋を介してつながっています。

足を振動させるケアを行うことで、刺激が大腿骨から大腰筋を伝わって、横隔膜をゆるめてくれます。

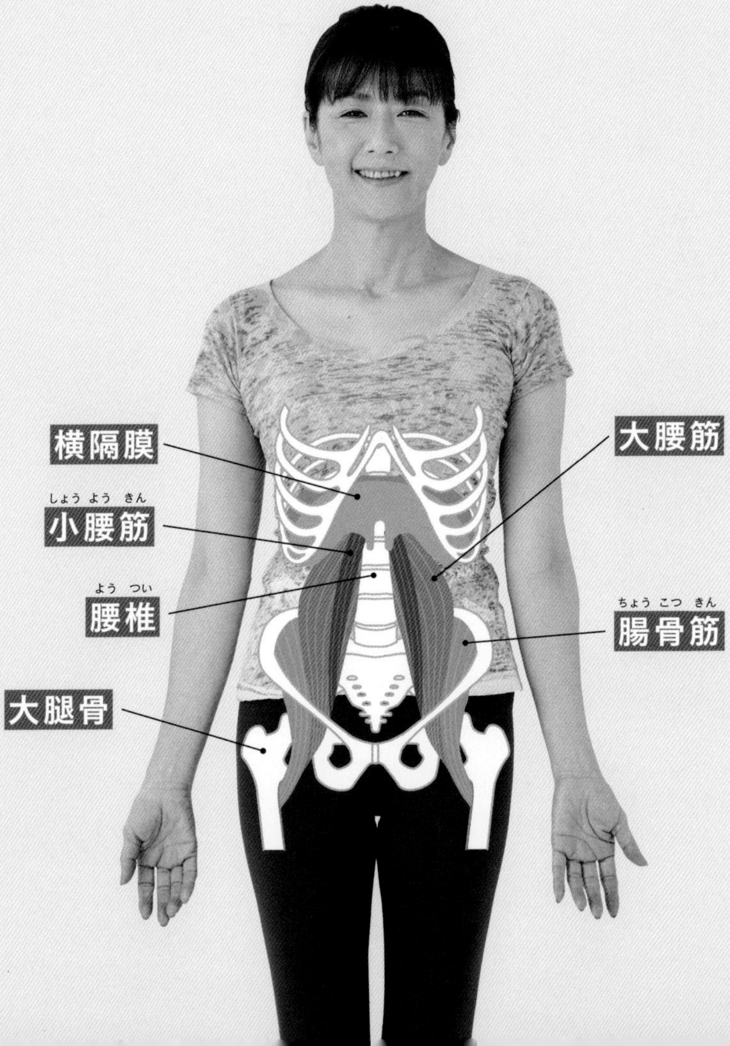

step 1

1分

大腿骨揺らし

太ももからの微振動で横隔膜をゆるめる

顔と全身のリンパの流れをスムーズにする第一歩。
横隔膜をゆるめて、リンパ管の親玉「乳び槽」を刺激します。
また、横隔膜のポンプ作用で血流もアップするので
顔色もぐんとよくなり、若々しい印象に！

ナチュレライフ編集部のLINEお友だち追加し、「若返りリンパケア」とメッセージをお送りいただくとレッスン動画プレゼント！

1 仰向けに寝て足を開く

横になり、全身の力を抜いてリラックス。足は肩幅より少し広めに開きます。腕は手のひらを上にして自然に下ろし、軽く息を吐きます。

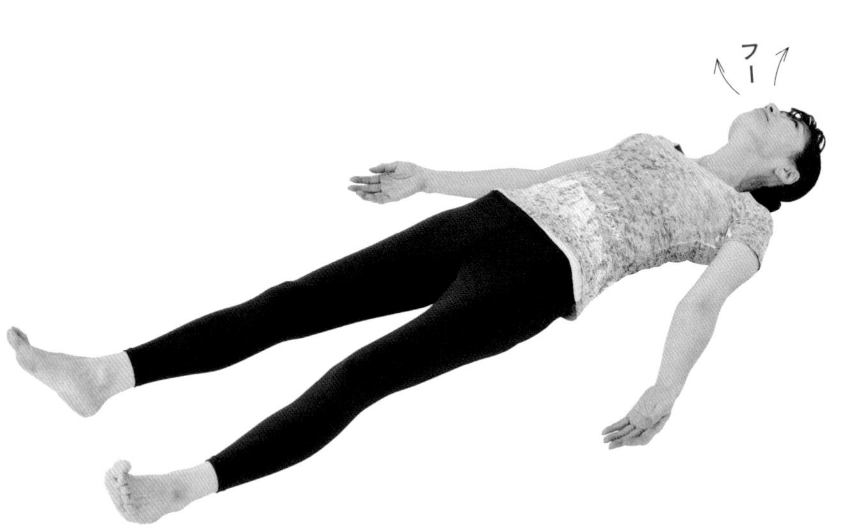

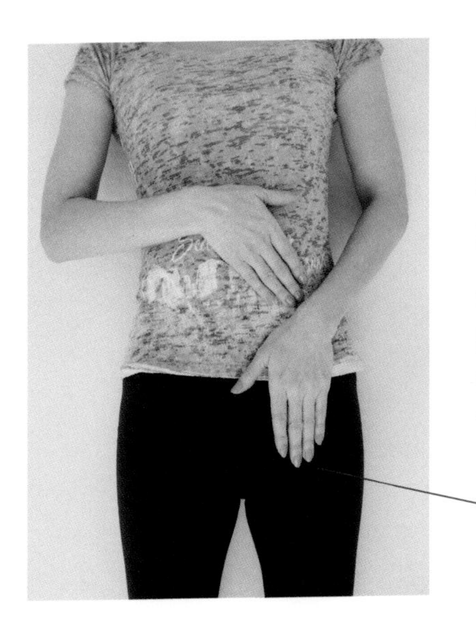

2

右手は左側の肋骨のあたりに 左手は左側の股関節の上におく

左足をゆるめる際には、左手を左足の股関節に、右手を横隔膜（肋骨の下）に当てます。ゆるめる場所が振動でかすかに動くのを手のひらで感じて。

Point!

横隔膜と股関節に手を当てて、ゆるめる場所を意識

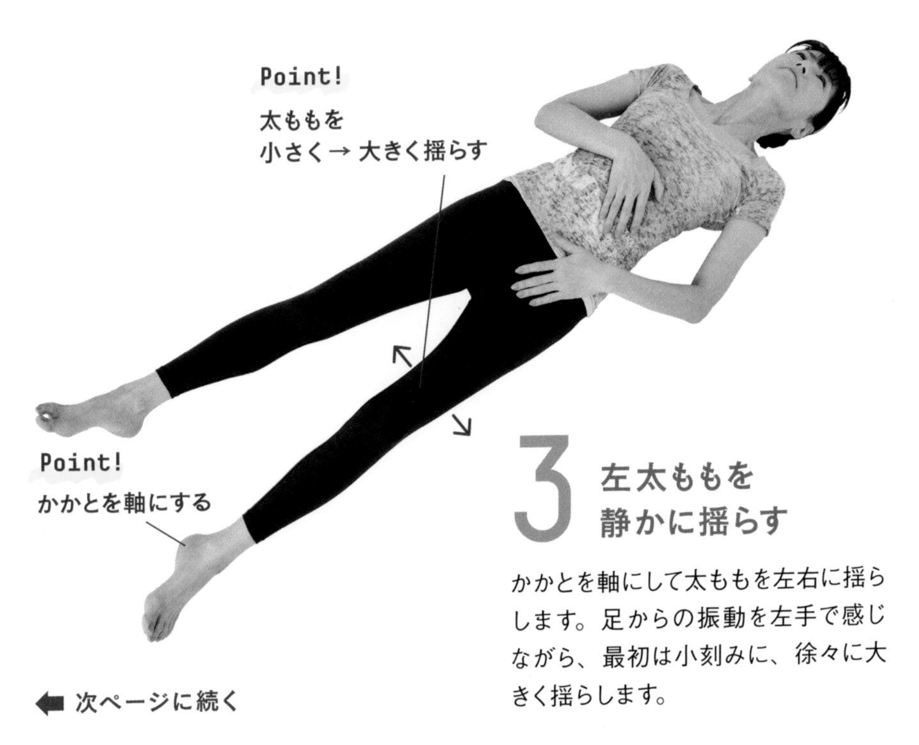

Point!

太ももを
小さく→大きく揺らす

Point!

かかとを軸にする

3

左太ももを静かに揺らす

かかとを軸にして太ももを左右に揺らします。足からの振動を左手で感じながら、最初は小刻みに、徐々に大きく揺らします。

次ページに続く

4 足にキュッと力を入れて そのまま4秒キープ

つま先、ふくらはぎ、太もも、お尻、腰の順に力を入れ、そのまま４秒キープしてからストンと脱力します。

＊2回行う

キュッ

キュッ

キュッ

4秒キープ

Point!

下から上に向かって
引き締めていくような気持ちで

4回

5 かかとを持ち上げ、床に落とす

かかとを少し（床から３～5cm）持ち上げ、かかとを床にトンと４回落とします。床に落ちたときの振動が股関節、横隔膜に伝わります。

＊2～5を右足も同様に行う

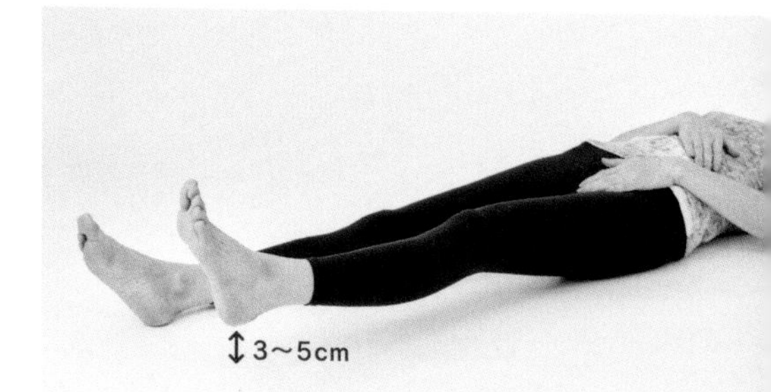

ひととおり行った後、足を持ち上げてみて足が軽く感じられたり、横隔膜の位置に手を当てて押してみて、ケアする前よりもやわらかく､助骨の下に手が入りやすくなっていたらケアが順調に行われている証拠。自信をもって続けましょう！

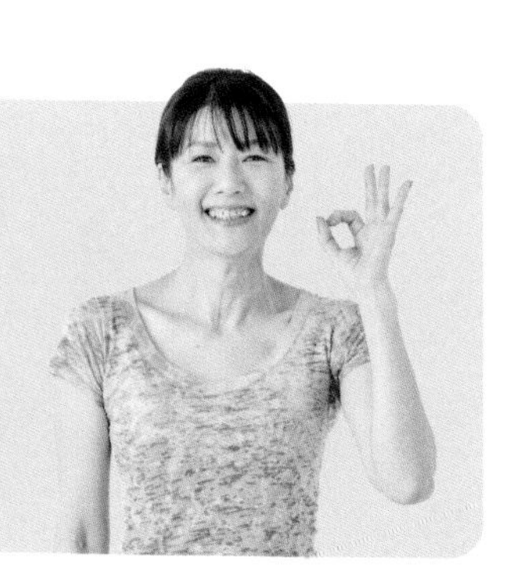

ながらケアで
効果アップ！

椅子に座っていてもOK！
体がかたくなっていると感じたら、
いつでもケア

「大腿骨揺らし」は椅子に座った状態で行うこともできます。テレビを見ているときや、仕事の合間など、ちょっと「体がかたくなっている」と感じたら、どこでも気軽にケアを。

力を抜いて、椅子の背もたれに寄りかかり、片方の足を大きく前に伸ばして座りましょう。太ももの揺らし方は、寝て行う方法と同じ。手で足からの振動を感じましょう。

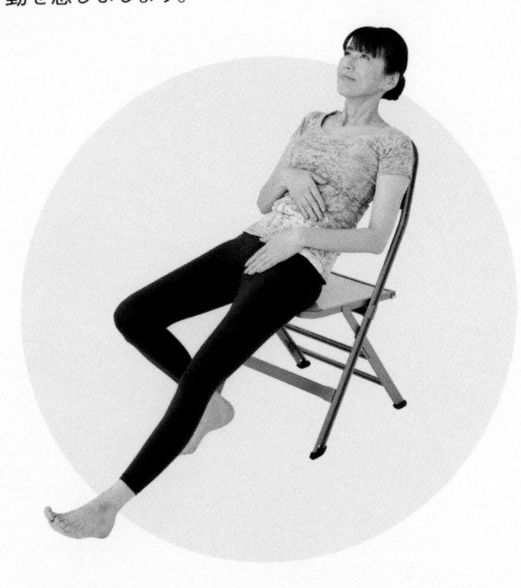

肩甲骨・鎖骨まわりをほぐす

肩甲骨、鎖骨のまわりにもリンパが集中しています。また、この部分は、長時間のデスクワークやスマホの操作などで、負荷がかかることも多く、かたくなりがち。丹念にほぐしましょう。

効果：顔や全身のむくみ・たるみ改善、首こり・肩こり・四十肩・ストレートネック改善、二の腕すっきりなど

リンパの出口がある鎖骨まわりは集中ケア

鎖骨まわりはリンパケアの要のひとつ。なぜなら、全身を巡るリンパが、最終的に静脈に流れ込む場所、すなわち「リンパの出口」が鎖骨のくぼみ部分にあるからです。

つまり、全身から集められた老廃物がここから排出されるということ。ここのリンパが詰まっていると、全身のリンパの流れが悪化してしまいます。いくら顔や手足など、お悩みのある部分のリンパをていねいにケアしても、効果があまり期待できません。鎖骨まわりは特に重点的にケアしましょう。

胸鎖乳突筋は、後頭部と鎖骨を結ぶ筋肉で、頭部を支える重要な役割を持っています。この筋肉がかたくなると首こり、肩こりに。インナーマッスルの「鎖骨下筋」と「小胸筋」は腕や肩の動きと深く関わり、肺の呼吸も助ける筋肉。「大胸筋」はふっくらと保つことで、美しいバストに。

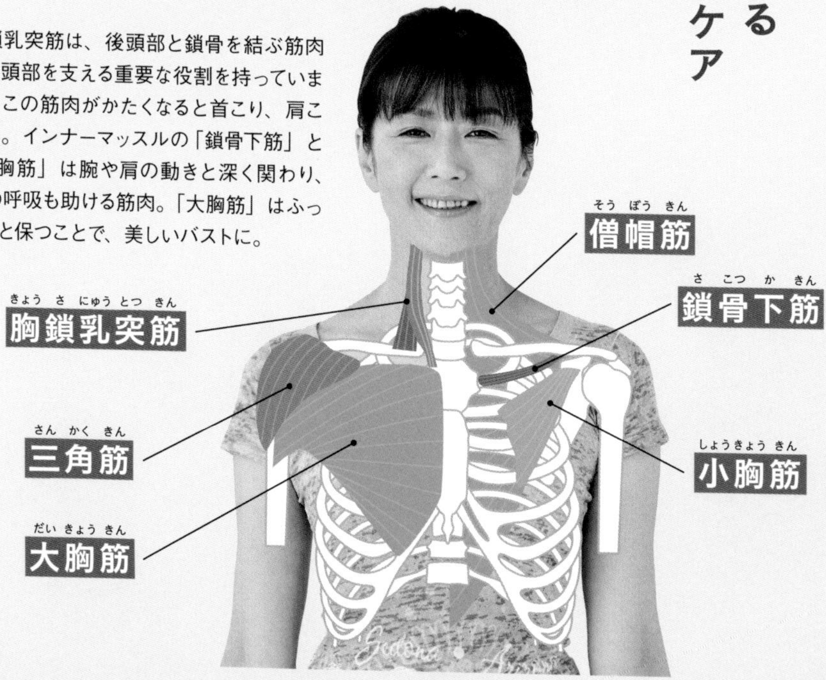

上腕骨を動かして肩甲骨まわりをゆるめる

前かがみの姿勢が長時間続くなどの負荷がかかると、肩甲骨まわりの筋肉がこり固まって、血行不良やリンパの詰まりの原因になります。肩甲骨は、腕の骨の動きに連動して動くので、腕をしっかり動かして、肩甲骨まわりの筋肉をほぐしましょう。

また、肩甲骨まわりには、脂肪を分解してエネルギーに変える褐色脂肪細胞が多く存在します。肩甲骨まわりの筋肉を動かすことでこの褐色脂肪細胞を活性化し、効率よく脂肪を燃焼できる体にしましょう。

肩甲骨がつながっている骨はありません。周囲のさまざまな筋肉によって支えられています。菱形筋（大菱形筋と小菱形筋）は、肩甲骨を「引き寄せる」動きと「離す」動きをするときに使われます。また、僧帽筋は表面に近い筋肉で、首、肩、肩甲骨まわりのさまざまな動きに関与します。

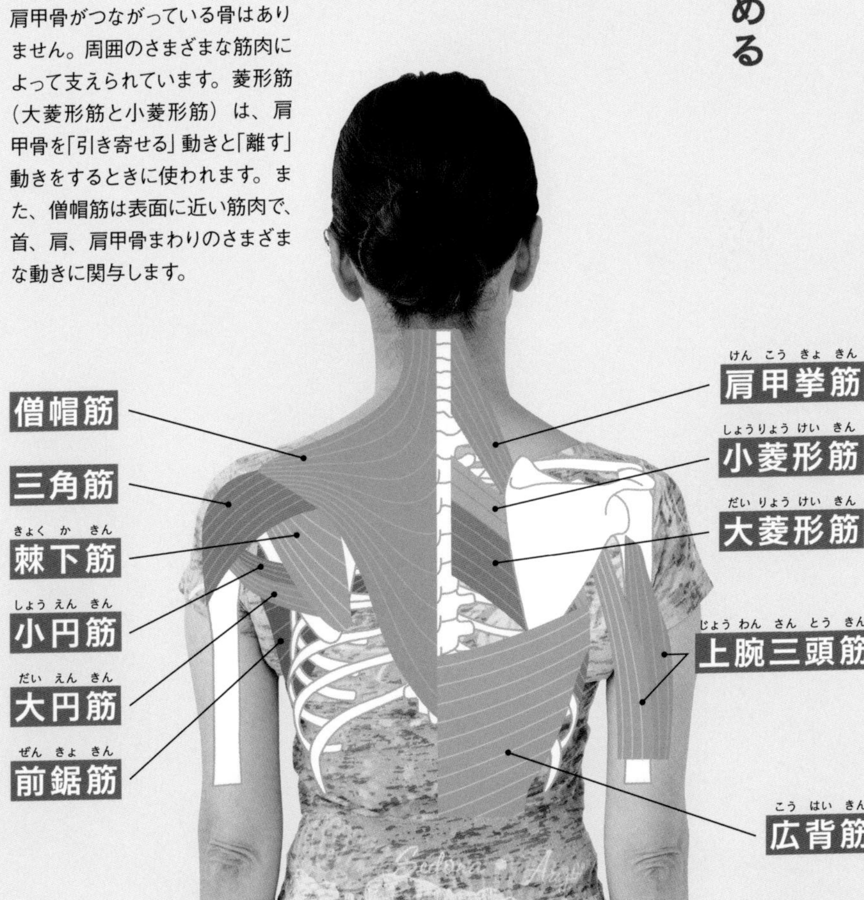

step
2

1分20秒

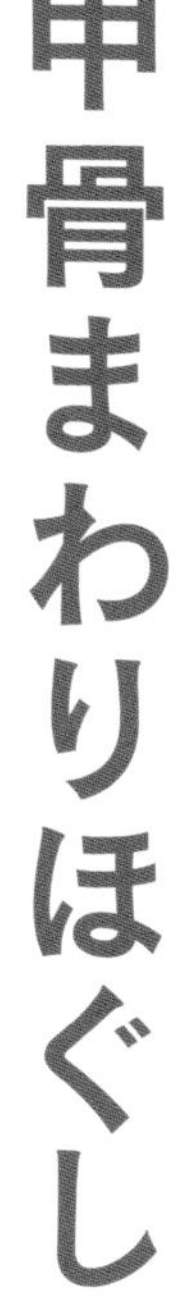

やわらかくなった横隔膜をキープして血流アップ

肩甲骨がこり固まると、首こりや肩こりが悪化し
リンパの巡りが悪くなるので、しっかりほぐしておきましょう。
また、背骨や肩甲骨まわりなど横隔膜近辺の筋肉を整えることで
step 1でやわらかくした横隔膜をキープしやすくします。

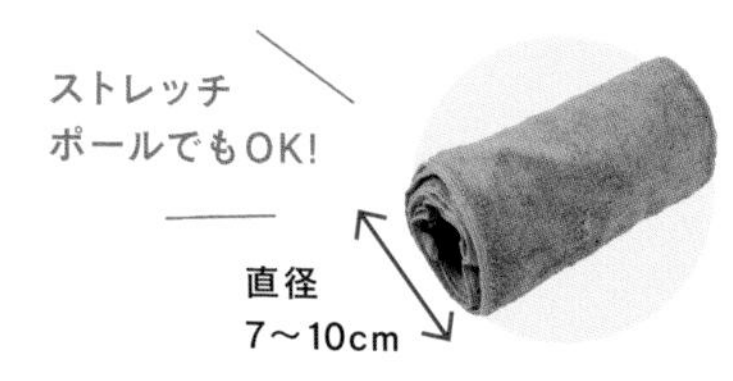

用意するもの

円筒形のペットボトル（できれば2Lサイズの太さがよいですが、少し弱めにしたい場合は1Lでも可）に水を入れ、バスタオルを巻きつけて使用します。

1 ペットボトル枕を背中に当てる

仰向けに寝て、ペットボトル枕を背中に。枕の端が首の下と腰の上にくるよう調整して。

Point!
首とあごが伸びている

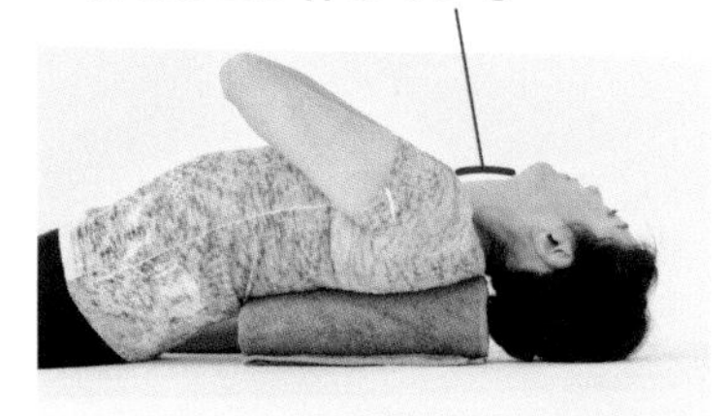

2 背骨周辺を意識して左右に揺らす

手のひらは上に向け、全身の力を抜く。背骨の両わきの筋肉をゆるめるような気持ちで、ゆっくり上半身を揺らします。

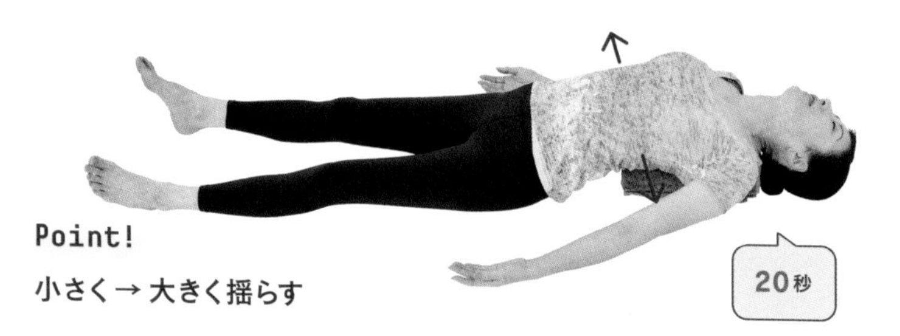

Point!
小さく→大きく揺らす

20秒

ナチュレライフ編集部のLINEお友だち追加し、「若返りリンパケア」とメッセージをお送りいただくとレッスン動画プレゼント！

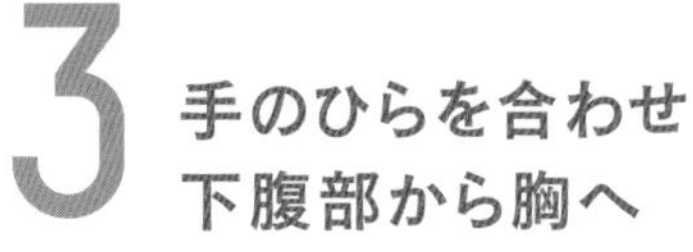

3 手のひらを合わせ下腹部から胸へ

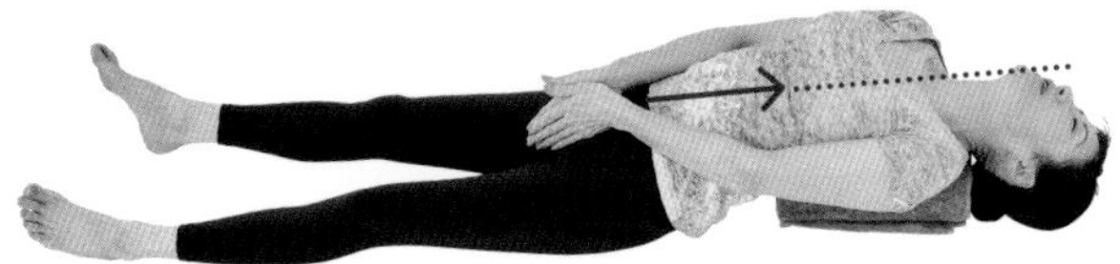

下腹部の上で手を合わせて正中線に沿って、お腹の上を通ってゆっくり引き上げていきます。

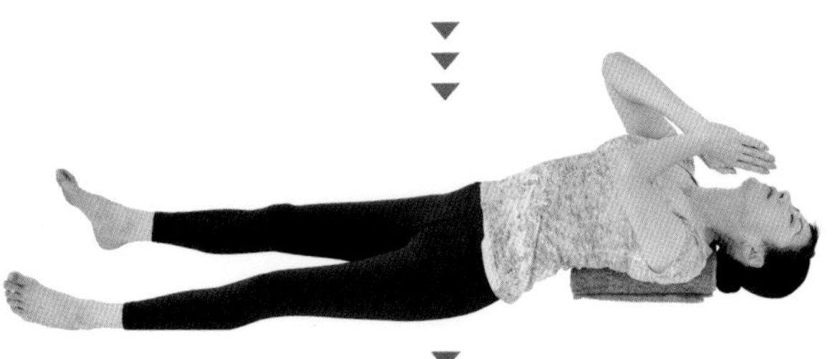

みぞおちで手首を返しそのまま頭上まで引き上げて２秒キープ。

＊10 秒かけて行う

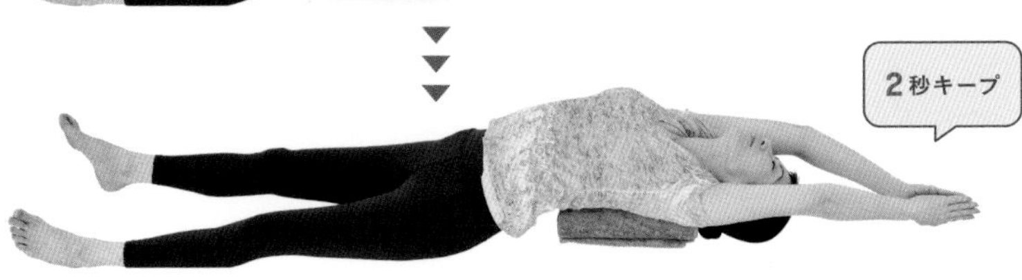

4 円を描くようにして太ももまで下ろす

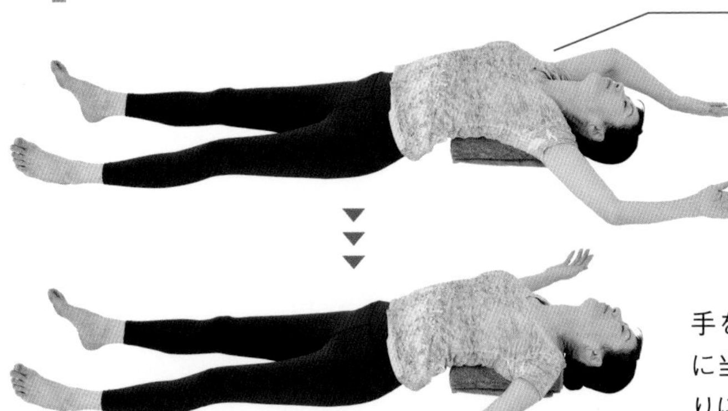

Point!
肩甲骨が動いているのを意識

手を離し、手の甲を床に当てて上半身のまわりに円を描くように 10 秒かけてゆっくり下ろして２の位置へ。

＊3～4を2～3回繰り返す

step
3

40秒

鎖骨まわりほぐし

リンパの出口がある 鎖骨まわりは重点的にケア

鎖骨まわりには、リンパが全身から集めてきた
老廃物の出口があります。優しくほぐして、リンパの流れを
促しましょう。また、鎖骨周辺の筋肉がかたくなると
肩や首こり、顔のたるみの原因にも。

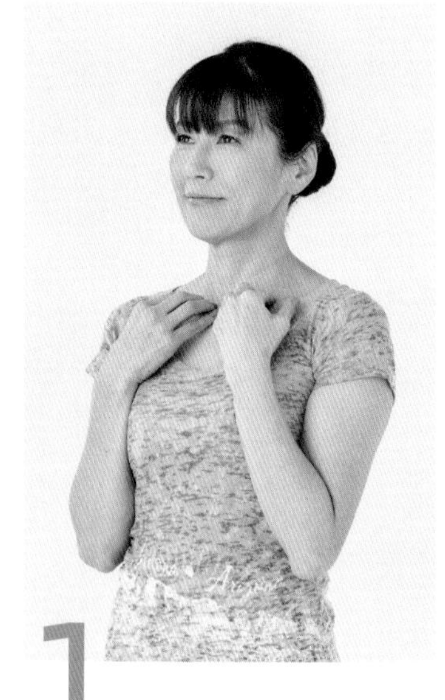

1 両手の指先を鎖骨の内側に添える

強度 2

正しい姿勢（p39）で立ち、鎖骨の内側に両手の指先を軽く引っ掛けるようにして４本の指を置き、軽く押します。鎖骨の内側を触る感覚で。

2 肩をゆっくり持ち上げて落とす

肩を持ち上げてそのまま５秒キープしたら、脱力して肩をストンと落とします。

＊3回行う

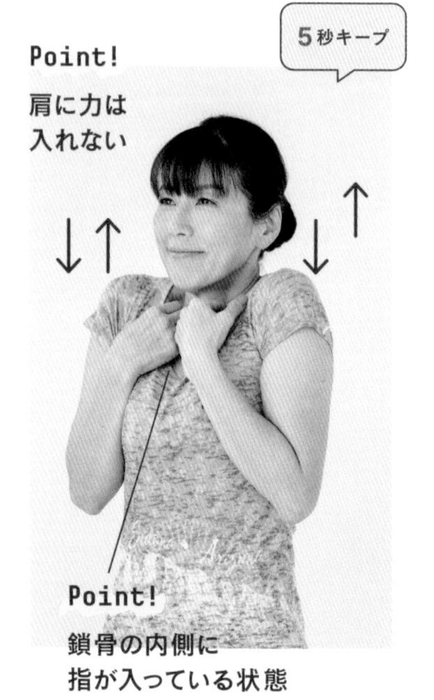

Point!
肩に力は入れない

Point!
鎖骨の内側に指が入っている状態

ナチュレライフ編集部のＬＩＮＥお友だち追加し、「若返りリンパケア」とメッセージをお送りいただくとレッスン動画プレゼント！

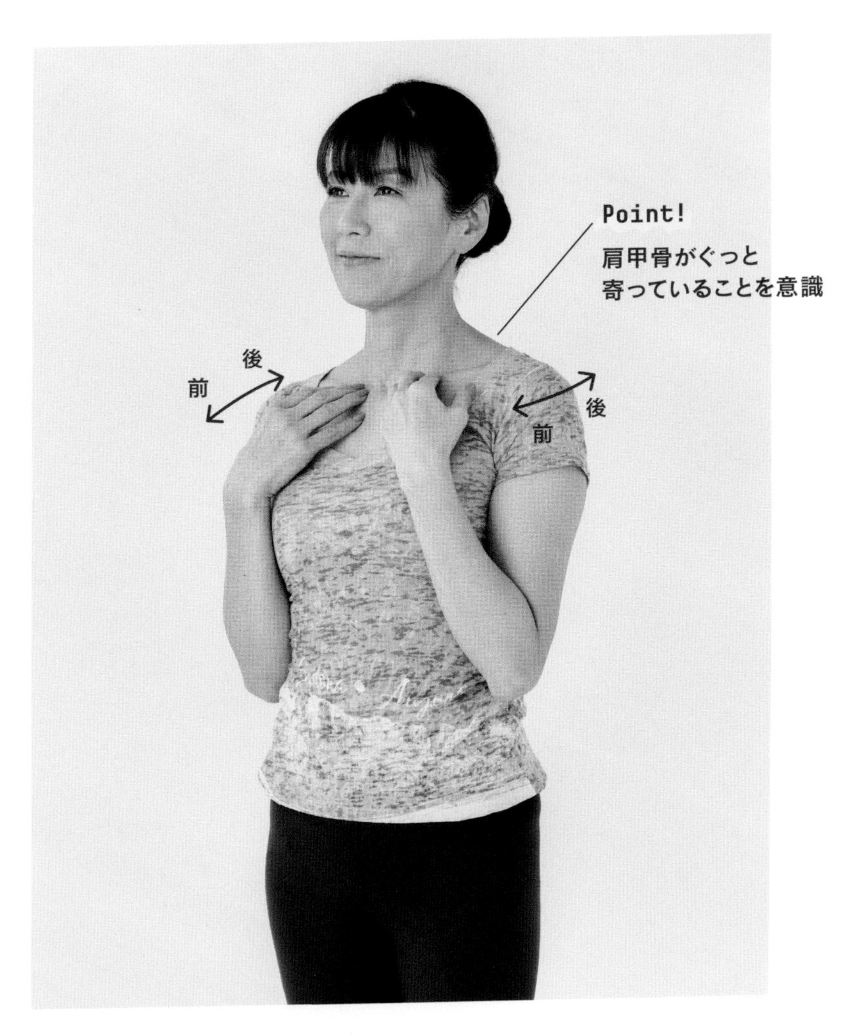

3 肩を前後に動かし 胸を開閉する

指先は鎖骨に付けたまま、ひじを前後に動かす。胸を開いたとき肩甲骨がぐっと寄っていることを確認しながら行いましょう。

＊前後に往復4回行う

step 4

1分30秒

肩・ひじ回し

肩甲骨まわりの筋肉をやわらかく

肩を大きく回して肩甲骨の可動域を広げましょう。
ひじで体の両側から後ろにかけて大きな円を描くイメージで。
回した後は、すっと肩が軽く感じられるはずです。

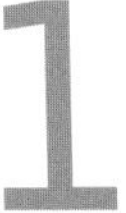

1 両手を肩に乗せて肩を前に出してひじを上げる

正しい姿勢（p39）で立ち、両手を肩にちょこんと乗せ、両腕を胸の前にセット。両ひじをゆっくりと前方から上へ、持ち上げます。

ナチュレライフ編集部のLINEお友だち追加し、「若返りリンパケア」とメッセージをお送りいただくとレッスン動画プレゼント！

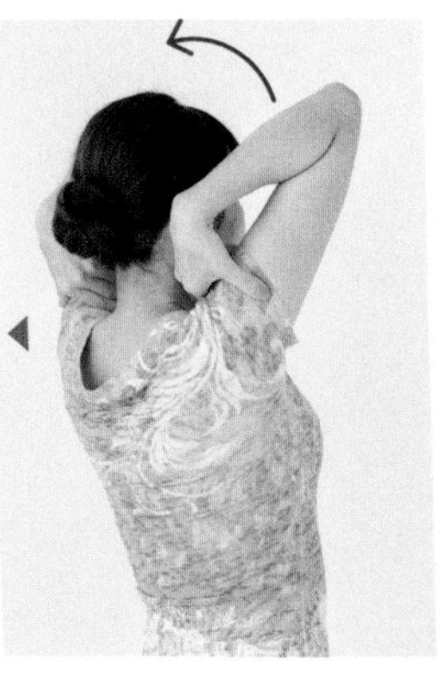

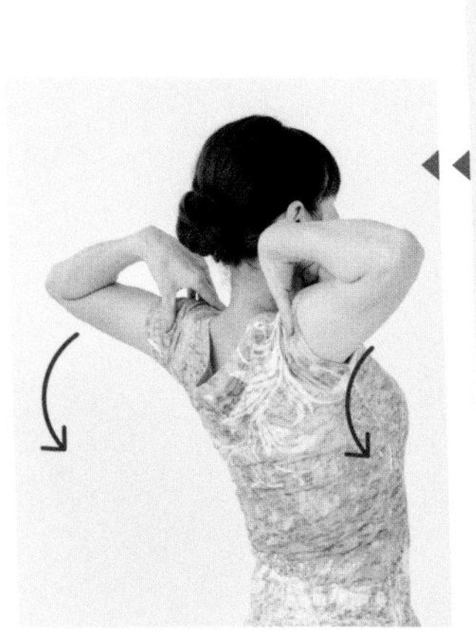

2 最も高い位置まできたら後方へ

ひじが開かないようにまっすぐ頭上まで持ち上げたら、後ろ側に向かってひじを返していきます。

3 後ろ向きにゆっくりと ひじを下ろす

ゆっくりと頭のまわりに円を描くような気持ちで、肩甲骨を寄せながら、ひじを後方に向かって回していきます。

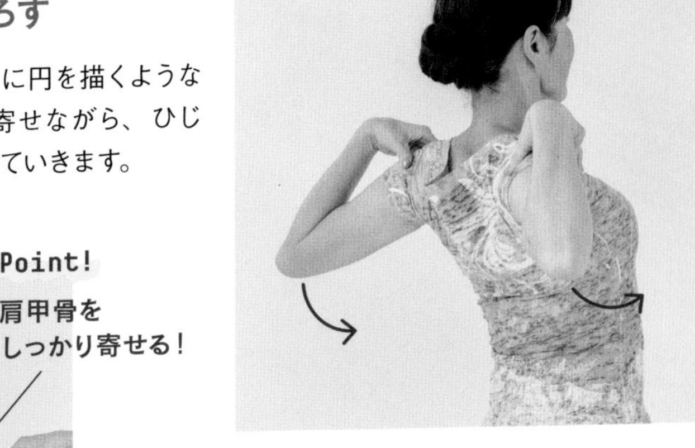

後ろから見ると…

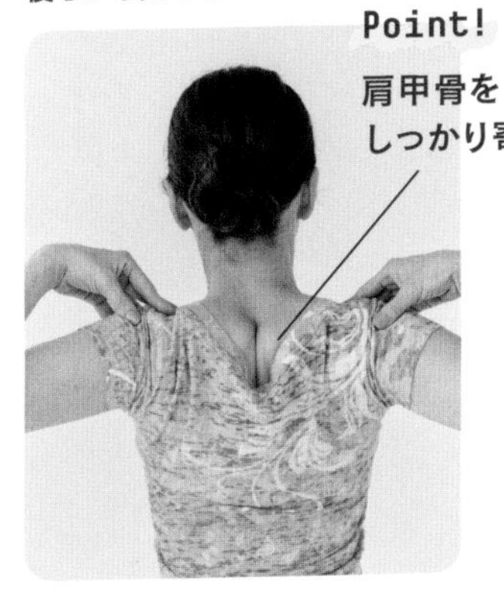

目標は…

背中で両手が
つなげるのが理想です
（無理はしないこと）

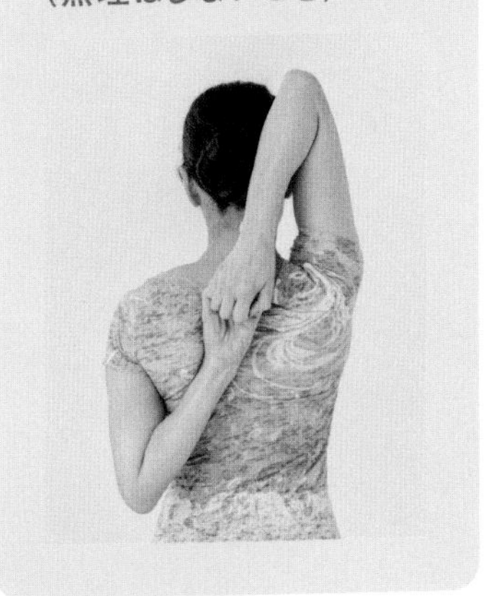

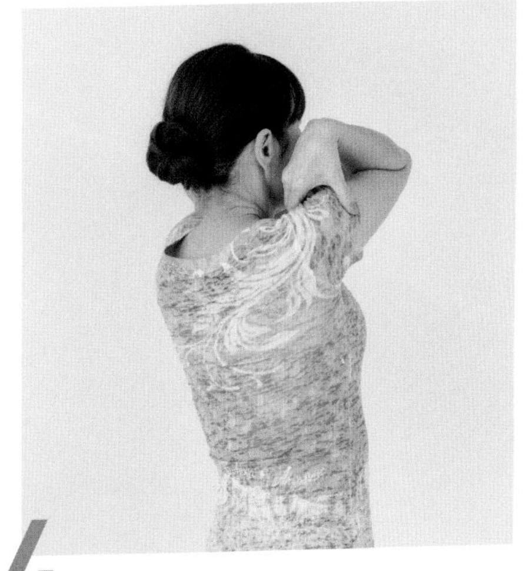

4 ひじを前に出して 1の位置に戻す

ひじを1の位置、胸の前に戻します。一回転しただけでも気持ちよくほぐれているのを感じられるはず。

＊1〜4を3回行う

step 5

50秒

ひじを揺らして肩の付け根まわりにアプローチ

ひじをゆらゆらと前後に揺らすことで
上腕骨（腕の骨）が振動し、肩甲骨が動いて
周囲の筋肉がほぐれていきます。

ひじゆらゆら

ナチュレライフ編集部のLINEお友だち追加し、「若返りリンパケア」とメッセージをお送りいただくとレッスン動画プレゼント！

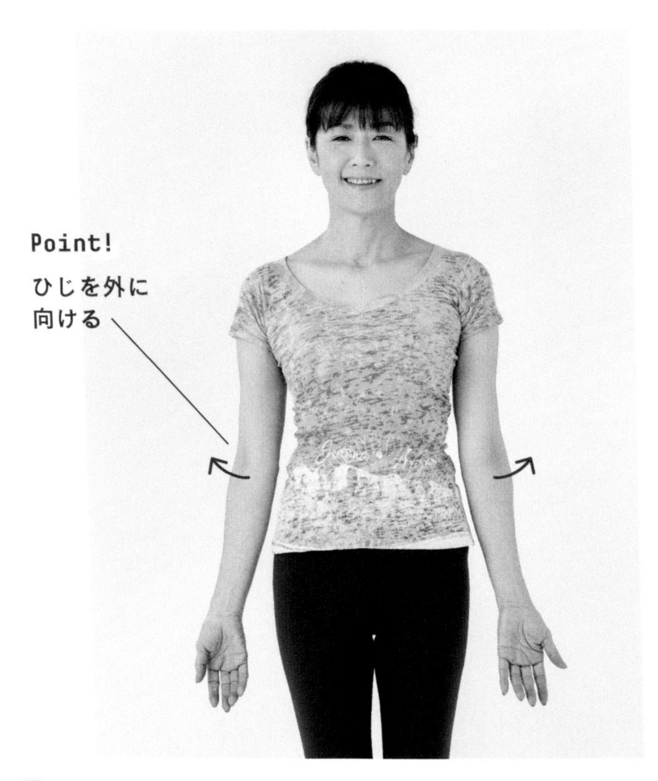

1 ひじを外に向けて力を抜く

正しい姿勢（p39）でリラックスして立ち、腕は体の横に垂らします。ひじを外に向けて手のひらを前向きに。

2

ひじを前後に返して手をゆらゆらさせる

ひじを意識して前後に返して、手の先までゆらゆらさせます。

＊往復8回行う

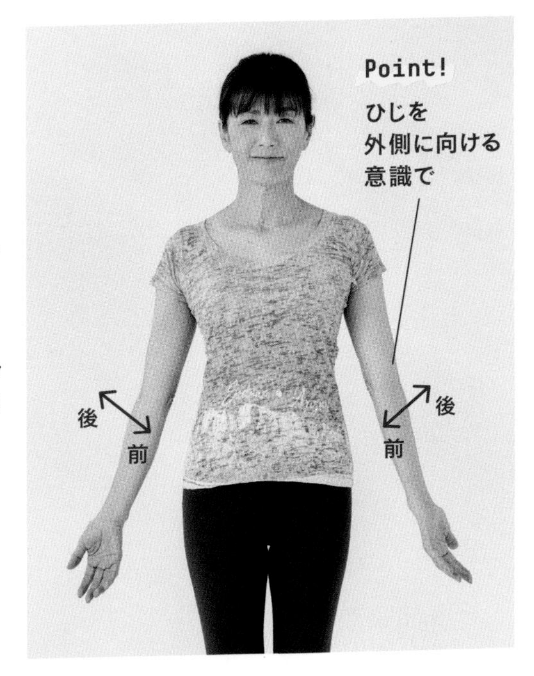

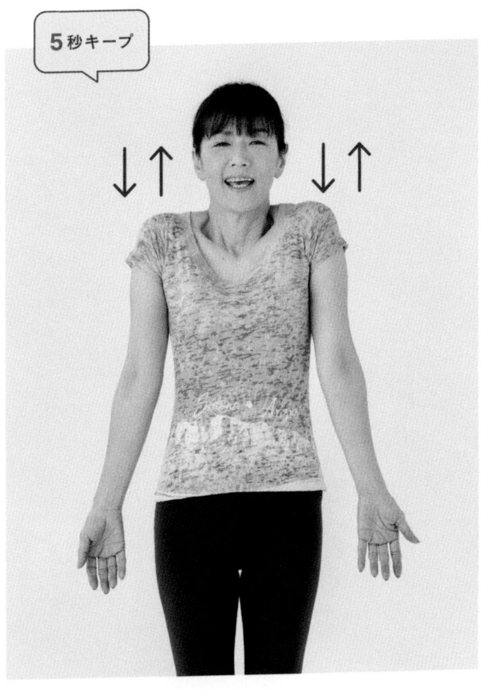

3

肩を持ち上げストンと落とす

ひじと手は1のときと同様に。肩を持ち上げて5秒キープしたら、一気に力を抜きます。

＊3回行う

3つの腔（くう）を立てる

リンパや血液がスムーズに流れるようにするには、全身の筋肉のどこにも負荷がかかっていない、正しい姿勢をキープすることが必須です。3つの腔を立てると自然に背すじが伸びて正しい姿勢に。

効果：姿勢矯正、ストレートネック・猫背・巻き肩改善、ぽっこりお腹解消、ヒップアップ、内臓機能アップ、脂肪代謝の活性化など

口腔・胸腔・腹腔を縦にまっすぐ積み上げる

人間の体には、筋肉によって支えられている、腔と呼ばれる空間があります。そして、口腔、胸腔、腹腔の3つの腔がまっすぐ立っていると、美しい姿勢が保たれて、リンパの通り道も確保されます。

しかし、頭部は重いため（体重の10％程度）、頭部を支える首の筋肉「胸鎖乳突筋」には日々大きな負担がかかって、かたく縮こまりがち。胸鎖乳突筋が縮むと、頭が前に引っ張られて背中が丸まり、骨盤も傾斜……。3つの腔がつぶれて、リンパの流れが悪くなります。

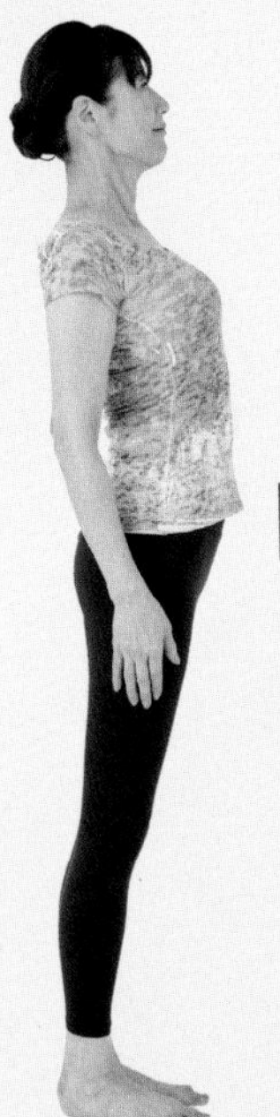

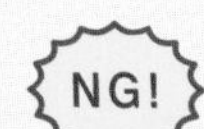

反り腰

よい姿勢を取ろうとして背中に力を入れると反り腰に。背中の筋肉は実は小さい筋肉で力も弱く、背中の筋肉で無理に姿勢をよくしようとするとバランスが崩れます。前側の大きな筋肉を鍛えて立たせましょう。

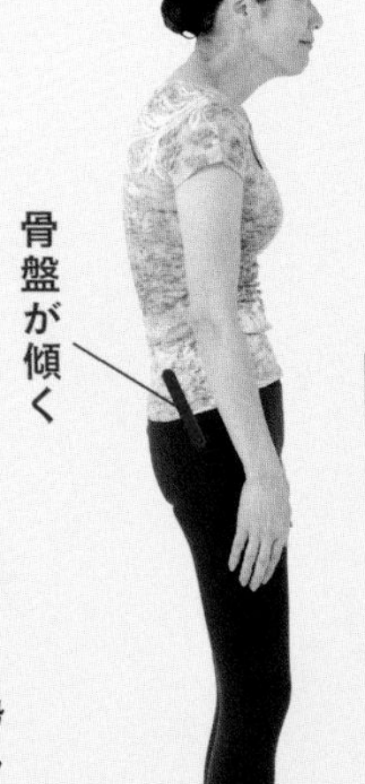

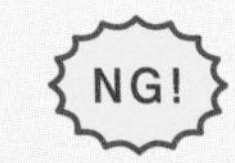

骨盤後傾

首が前に出た姿勢が続くと、背中が丸くなって、骨盤が後ろに傾斜してしまいます。見た目全体に「老け感」が漂うことに。また、ぽっこりお腹になるほか、腰痛の原因にも。内臓も圧迫されてその働きが乱れがちになります。

3つの腔を立てると美しい姿勢になる！

「若返りリンパケア」を行うときは必ず正しい姿勢で行いましょう。
もちろん、いつでもどこでもこの正しい姿勢を心がけてください。

Point!

胸鎖乳突筋をやわらかく

胸鎖乳突筋（p43）とは、耳の後ろから鎖骨に向かって縦に伸びる筋肉。頭部を支えています。前かがみの姿勢が続くなどすると、胸鎖乳突筋は緊張してかたくなり、ストレートネックの原因になります。

Point!

体の前の筋肉を意識

ストレートネックの状態が長く続くと、背中が丸くなって、巻き肩や猫背のような好ましくない姿勢になります。バストを支える大胸筋も収縮して垂れ乳、貧乳の原因に。

Point!

骨盤を立てる

骨盤が傾くと、背中が丸まって腰が反ってしまい、ぽっこりお腹や垂れ尻の原因になります。また、腰痛やO脚、尿もれなど、下半身の不調にもつながります。

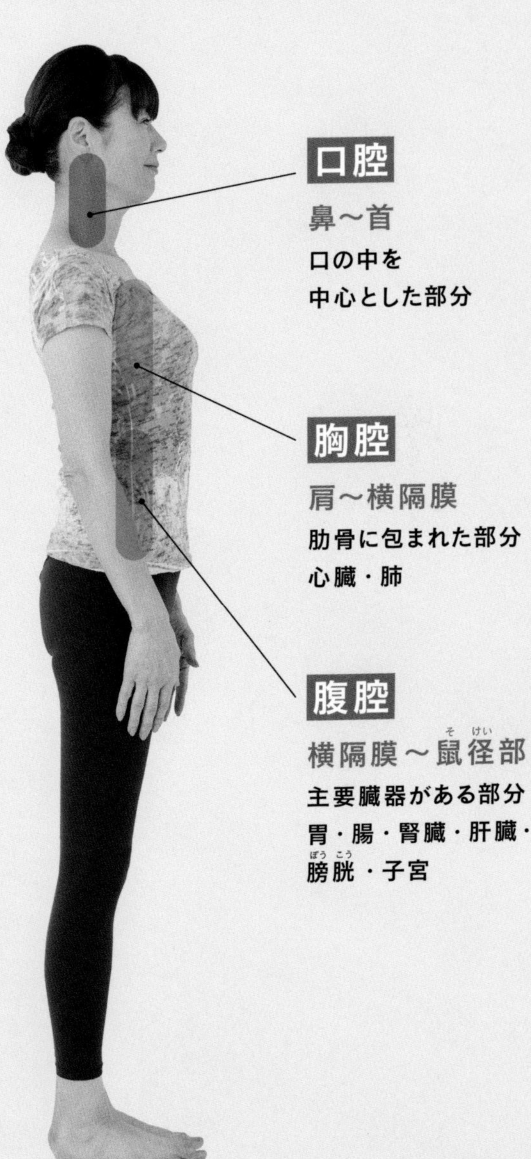

step
6

20秒

体幹おじぎ

日本古来のおじぎで体幹を鍛える！

お手本のイメージは、着物を美しく着こなした
旅館の女将（おかみ）のおじぎ。腰から上はまっすぐなままで
上半身を前へ倒します。リンパがスムーズに流れる、
しっかりとした体幹を整えるのに最適な動きです。

ナチュレライフ編集部のLINEお友だち追加し、「若返りリンパケア」とメッセージをお送りいただくとレッスン動画プレゼント！

1
腹腔・胸腔・口腔を意識して立つ

お腹全体を立てる意識を持って、まっすぐ立ちます。

Point!
座骨の
延長線上に
頭蓋骨を乗せる
イメージで

2
股関節から上半身を折り曲げる

股関節を折り目にして、上半身を下半身に折り重ねるように。手は上半身の傾斜に合わせて自然に体の横に。4秒かけて倒していきます。

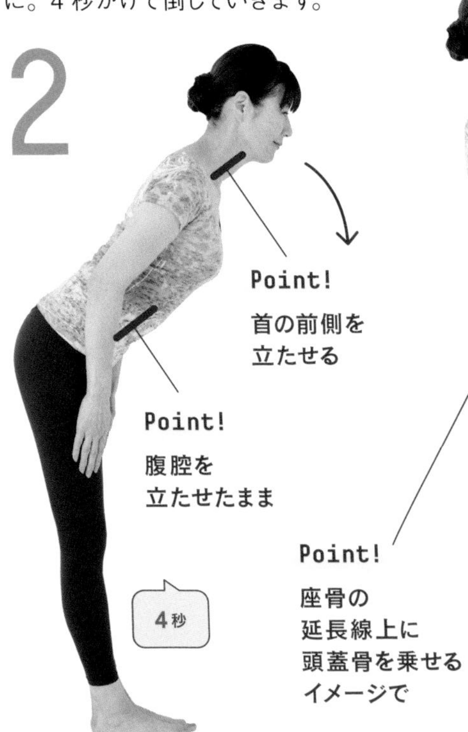

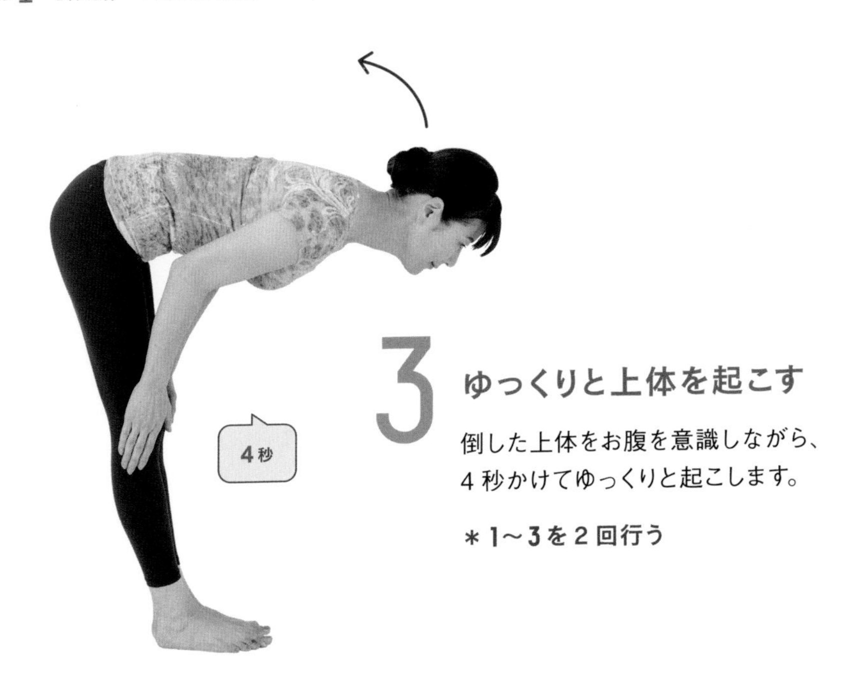

3 ゆっくりと上体を起こす

倒した上体をお腹を意識しながら、
4秒かけてゆっくりと起こします。

＊1〜3を2回行う

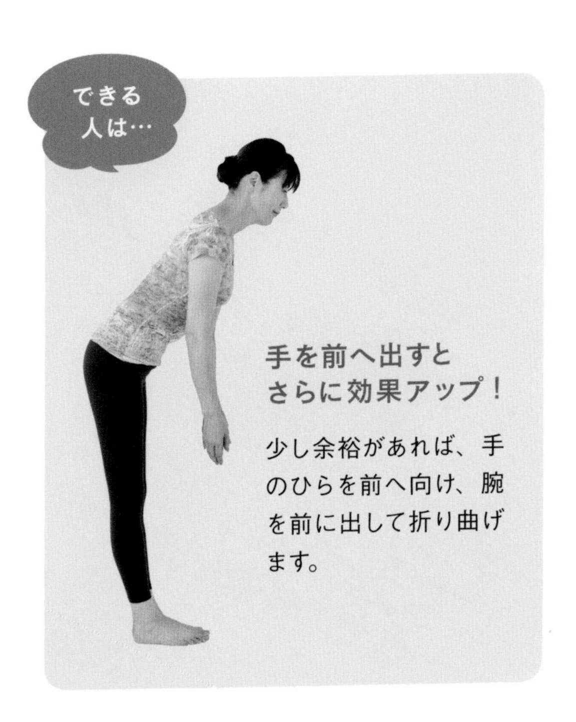

手を前へ出すと さらに効果アップ！

少し余裕があれば、手のひらを前へ向け、腕を前に出して折り曲げます。

NG!

首を前へ突き出さない！

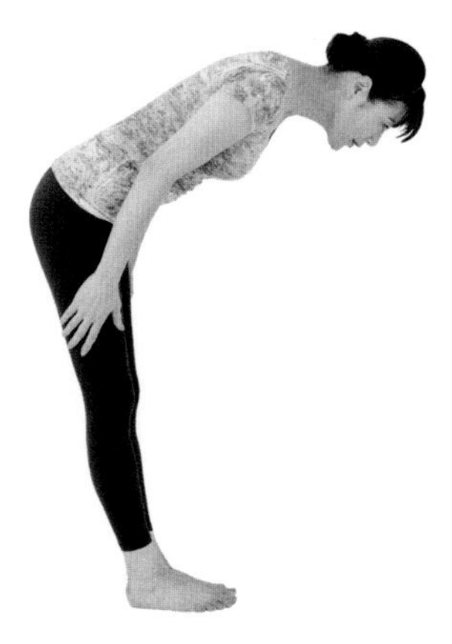

上半身を前へ倒すとき、首に力が入って背中が丸まらないよう注意！

顔と首の筋肉をゆるめる

ここまでのステップで大きいリンパが流れる体ができました。いよいよ顔のケアです。顔全体のリンパの流れをスムーズにすることで肌や顔まわりの機能を蘇(よみがえ)らせていきましょう。

効果：顔のたるみ・くすみ・シワ・ほうれい線改善、目の下のクマ・二重あご・首こり改善、誤嚥(ごえん)・ドライマウス予防など

あごを動かす咀(そ)しゃく筋がカギ

顔には、表情をつくる表情筋と、食べ物を噛んだり話をしたりする際に使う咀しゃく筋があります。咀しゃく筋はよく動かすため、かたくなりやすく、かたく収縮すると、たるみやシワ、えらの張りなどの原因になります。咀しゃく筋をゆるめるケアを毎日の習慣にしましょう。

咀しゃく筋の中でも大きい筋肉、咬筋(こうきん)と側頭筋は特に重要。グッと歯を噛みしめたとき、頬のボコッと盛り上がるところが咬筋。こめかみのかたくなるところが側頭筋です。

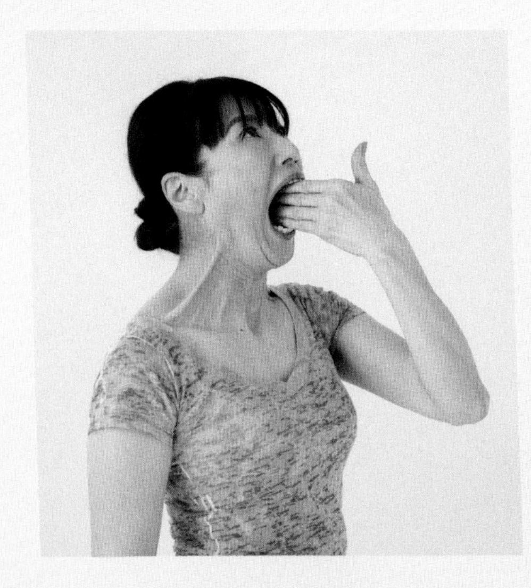

チェックしてみよう！

指が4本入るくらいあごが開くのが理想（無理してトライしないこと！）

咀しゃく筋のかたさをチェック！ かたくなっていると、口が開きづらくなります。指が4本入るのが理想です。

胸鎖乳突筋をゆるめてあごラインすっきり！

首と鎖骨をつないでいる筋肉、胸鎖乳突筋も顔まわりの美しさに大きく関わっています。胸鎖乳突筋がかたくなると、顔の皮膚が下に引っ張られてたるみやむくみの原因に。胸鎖乳突筋をゆるめることで、すっきりしたフェイスラインになります。

また、胸鎖乳突筋がかたくなっていると、首が太くむっくりとした印象に。首も回りづらくなります。ほぐして本来の形、可動域を目覚めさせましょう。周辺に集中しているリンパもスムーズに流れるようになります。

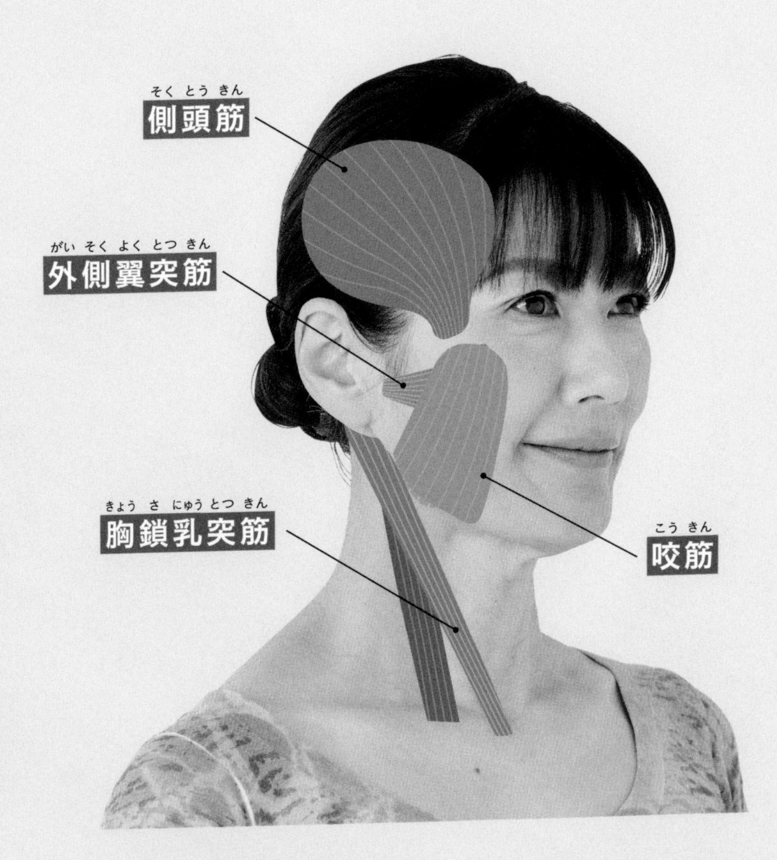

step
7

40秒

あご揺らし

日々、酷使している骨格筋をゆるめる

咀しゃく筋をゆるめるコツは、優しく微振動を加えること。
手首ではなくひじから動かす感覚で、小刻みに揺らします。
手はそっと優しく添えて、こわばった顔の筋肉を慈しんで。

ナチュレライフ編集部のＬＩＮＥお友だち追加し、「若返りリンパケア」とメッセージをお送りいただくとレッスン動画プレゼント！

1

Point!
親指の腹をあごに当てるようにする

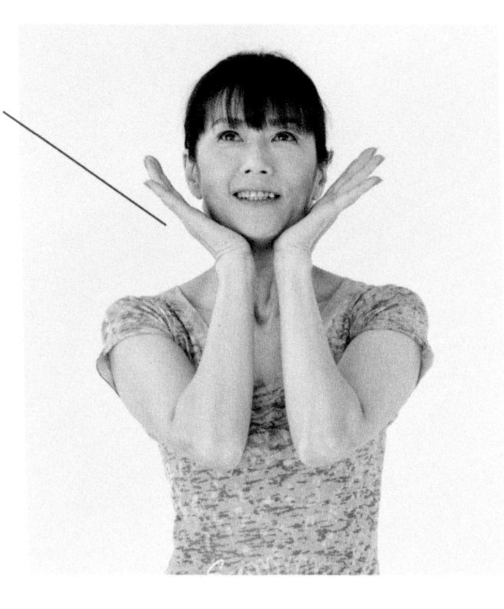

下あごの内側に親指の付け根を当てる

手のひらの母指球（親指の付け根から下、筋肉が盛り上がっている部分）をえらの下側に沿わせて当てます。

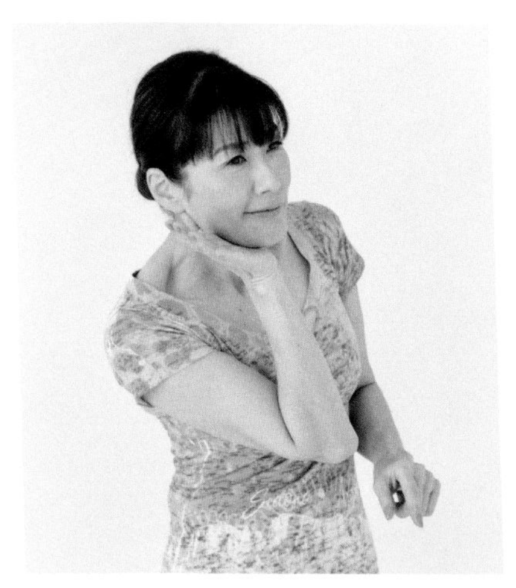

2

残りの4本の指は頬に添える

親指は耳の後ろの骨に当て、残りの４本の指は頬を優しく包み込むように自然に添えて。反対の手も同様に。

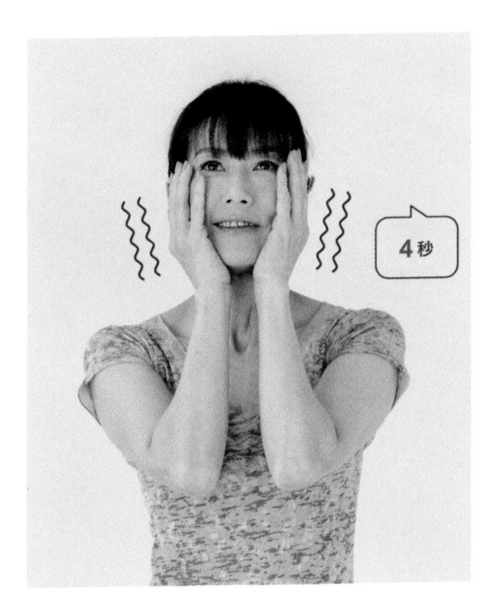

3

ひじを前後に動かして微振動を与える

口を軽く半開きの状態にして少し上を向き、手を前後に4秒揺らします。手首ではなく、ひじから上を動かす気持ちで。これにより親指は骨振動を、ほかの指4本は微振動を与えています。

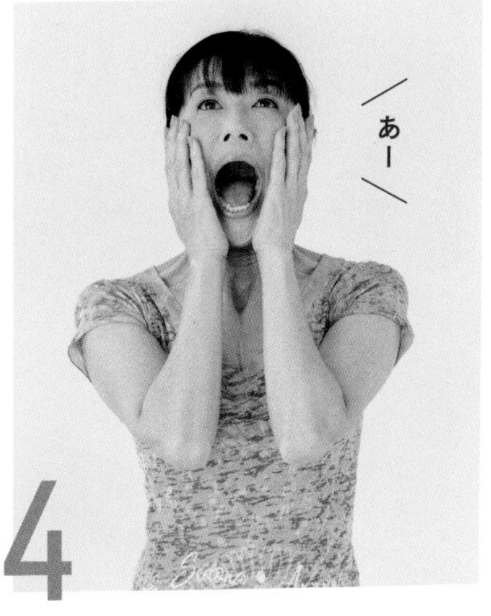

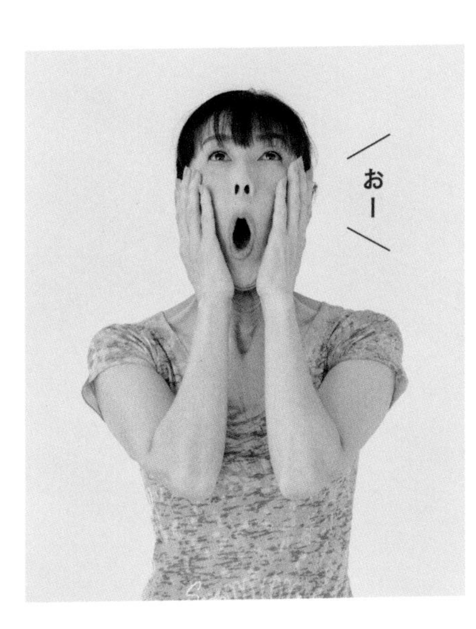

4

「あー」「おー」と声に出す

手を止めたら、口をしっかり大きく開けて、「あー」「おー」と声に出してみましょう。

＊3〜4を3回行う

step 8

1分20秒

舌を大きく、滑らかに動かす

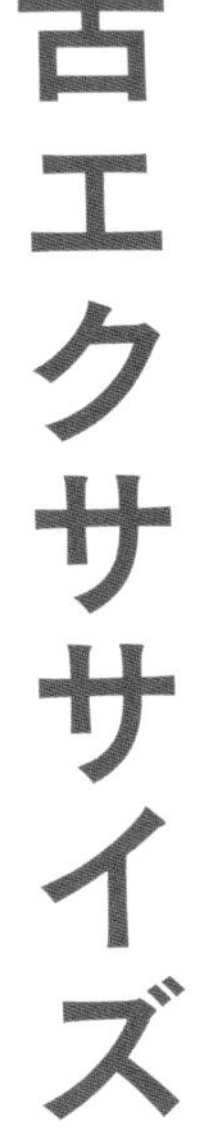

舌を動かすことで、咬筋がほぐれて、フェイスラインがすっきり。
リンパの流れがよくなって、顔全体のむくみも改善します。
表情筋も鍛えられてキュッと上向きに。若々しい印象になります。

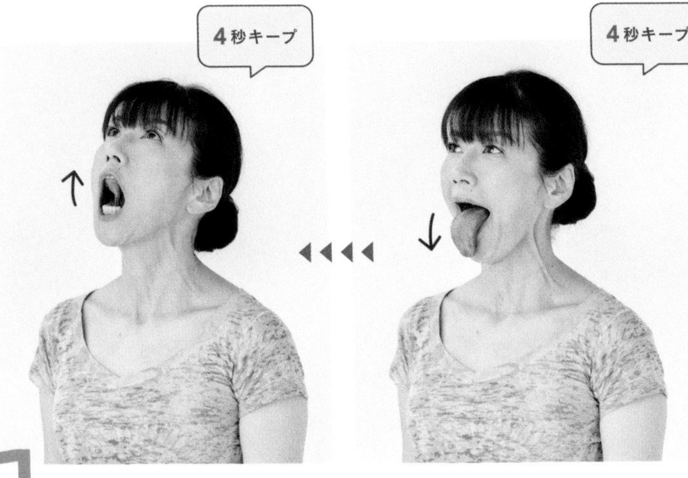

ナチュレライフ編集部のLINE お友だち追加し、「若返りリンパケア」とメッセージをお送りいただくとレッスン動画プレゼント!

1 舌を下に出してから、上あごにつける

舌を「べー」っと下向きにできるだけ大きく出し、4秒キープしたら、舌先を上あごにつけて4秒キープ。

＊2回行う

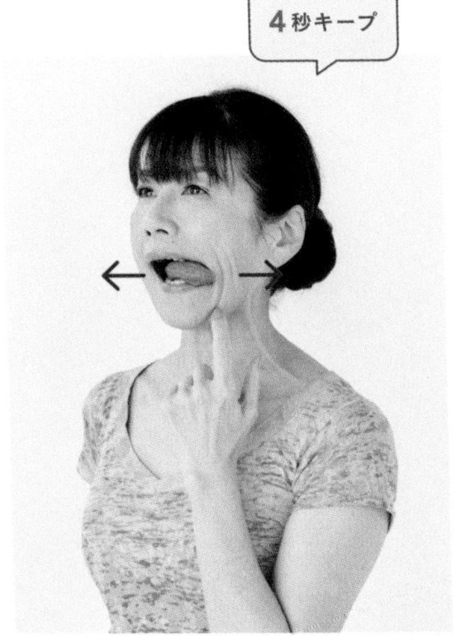

2 舌先を左右に動かす

1の状態から、そのまま舌先を左に移動させて、4秒キープ。右側に移動させて、同様に4秒キープ。

＊2回行う

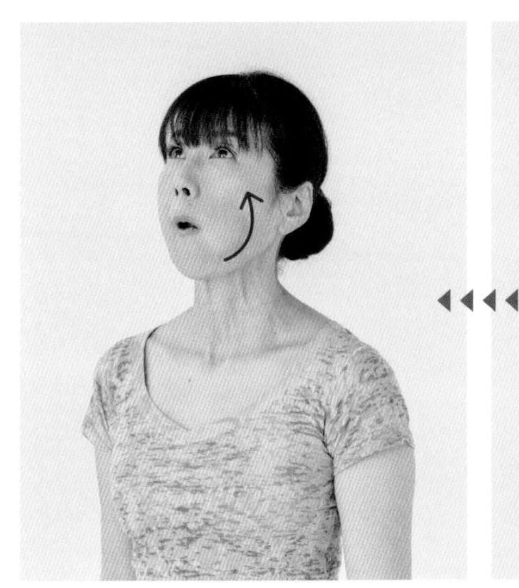

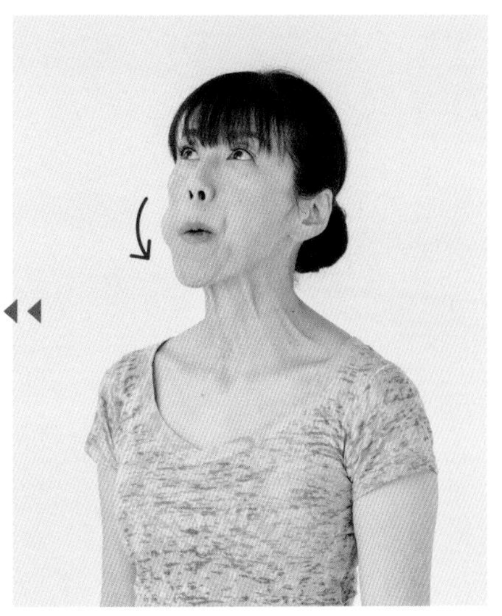

3 頬の内側をなでるようにして舌先を一回転

口は軽く閉じ、舌先を右に回していきます。右頬の内側、下の唇の内側、左側の頬の内側を通過して元の位置へ。

＊20秒かけて回す。左回しも行う

最初はぎこちない動きでOK

舌根の筋肉がかたくなっていると、舌を大きく動かすのが難しいかもしれません。そんなときは無理をせず、できる範囲で動かせばOK。徐々に動かしやすくなります。

step 9

1分

胸鎖乳突筋ほぐし

優しくほぐしてフェイスラインを引き締める

胸鎖乳突筋は耳の後ろから鎖骨下に向かって
縦に伸びる長い筋肉。
こり固まっていると、肩こりや首こりの原因になるほか
首のリンパの流れが悪くなって、顔のむくみやたるみになります。
もみほぐすことで、すっきりとしたフェイスライン＆デコルテに。

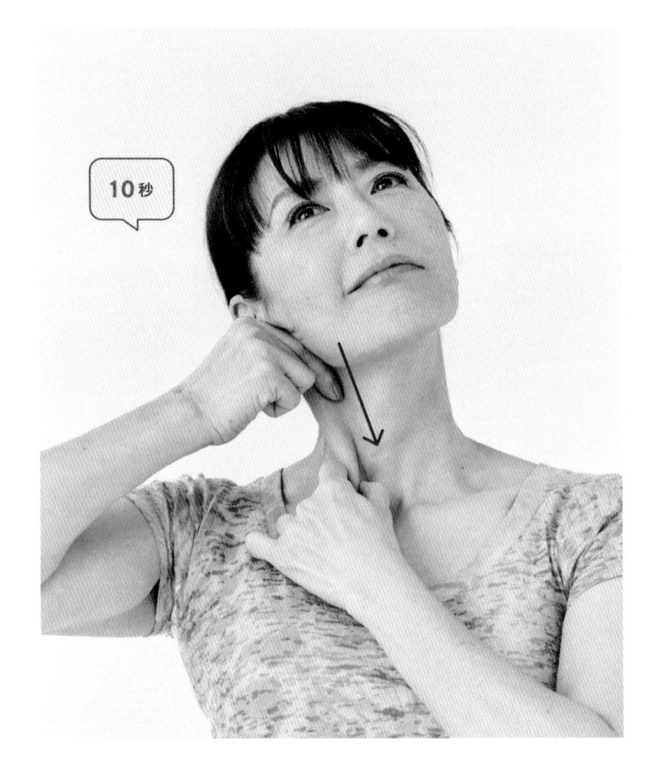

1 胸鎖乳突筋をつかんでもみほぐす

強度 3

耳の後ろから縦に下に伸びる筋肉に沿って、上から下へ移動しながらもみほぐします。

＊反対側も同様に行う

ナチュレライフ編集部のLINEお友だち追加し、「若返りリンパケア」とメッセージをお送りいただくとレッスン動画プレゼント！

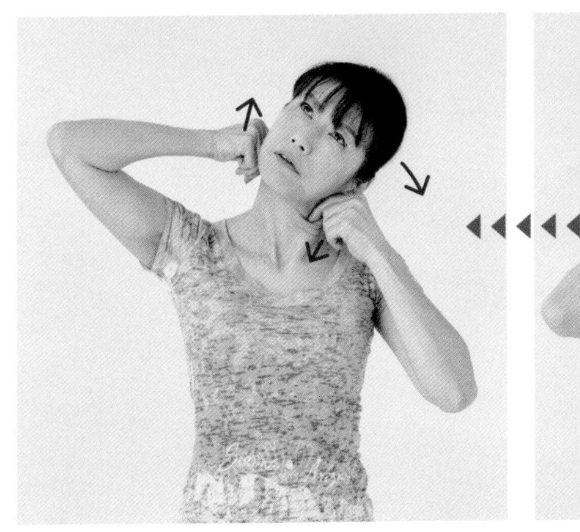

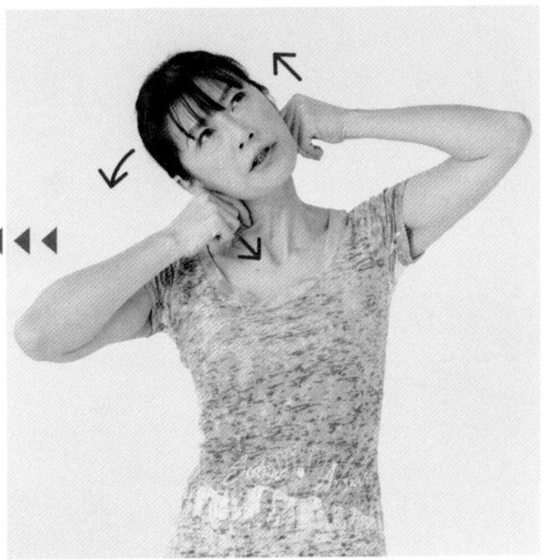

2 両方の胸鎖乳突筋をつかんで左右交互に

強度 2

左右の胸鎖乳突筋をそれぞれ両方の手でつまんで、交互にアップ＆ダウンを。シーソーの動きイメージしてゆっくり動かします。

＊2往復行う

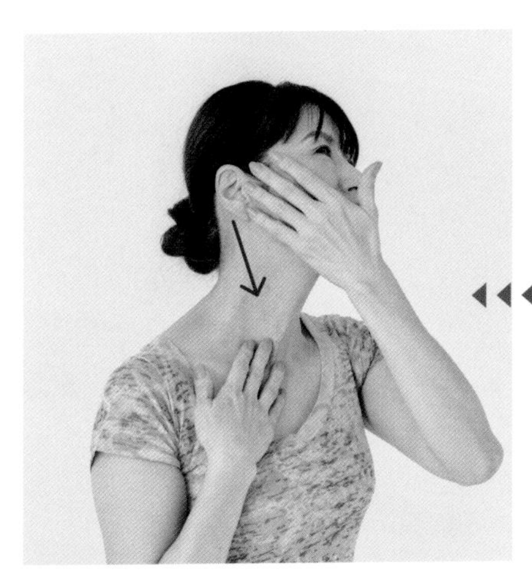

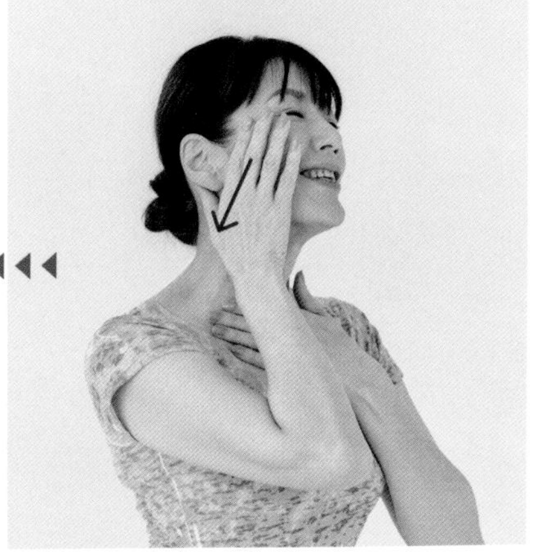

3 力を抜いた指で優しくなでて仕上げる

強度 1

顔の中心から耳に向かって頬全体をなで、耳の後ろから胸鎖乳突筋に沿って下へ。鎖骨にリンパを誘導します。

＊反対側も同様に行う

step 10

40秒

あごキュッキュッ

たるみをとって顔のハリを取り戻す

あごの下にもたくさんのリンパが集中しています。
ほぐすことで、顔のリンパの流れを活性化させましょう。
たるみやシワを撃退します。よどんでいた老廃物が流れて
二重あごの解消にも効果を発揮！

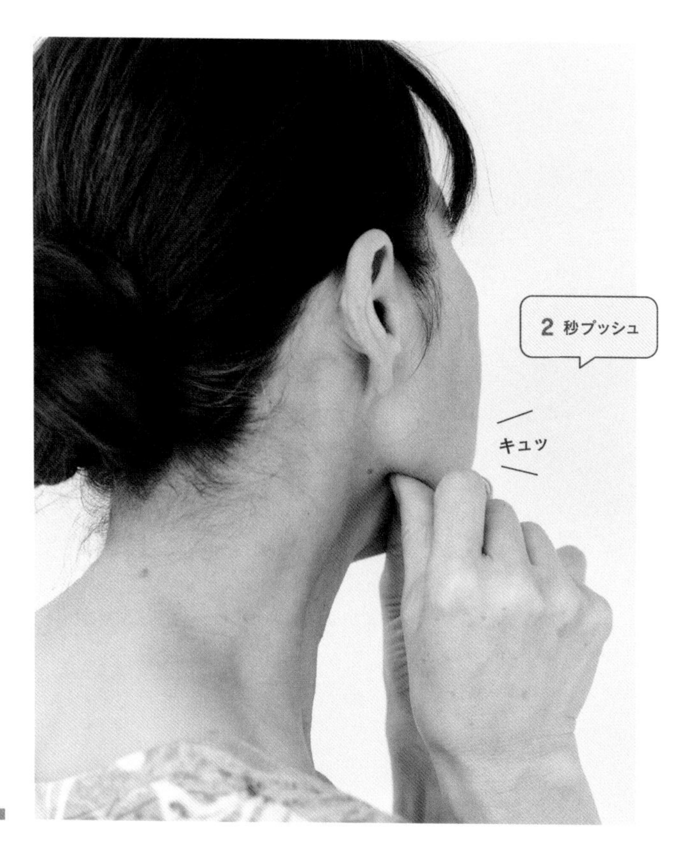

ナチュレライフ編集部のLINEお友だち追加し、「若返りリンパケア」とメッセージをお送りいただくとレッスン動画プレゼント！

1 下あごの骨の内側に皮膚を押し込む

強度 3

少し斜め上を向き、あごの中心からスタート。親指を下あごの内側に当て、皮膚をあご骨の内側にキュッと押し込むような気持ちで。

2　あごのラインに沿って外側へ

強度
3

少しずつ少しずつ指の位置を外側にずらしていき、耳の付け根まで押し込んでいきます。

＊反対側も同様に。1～2を2回行う

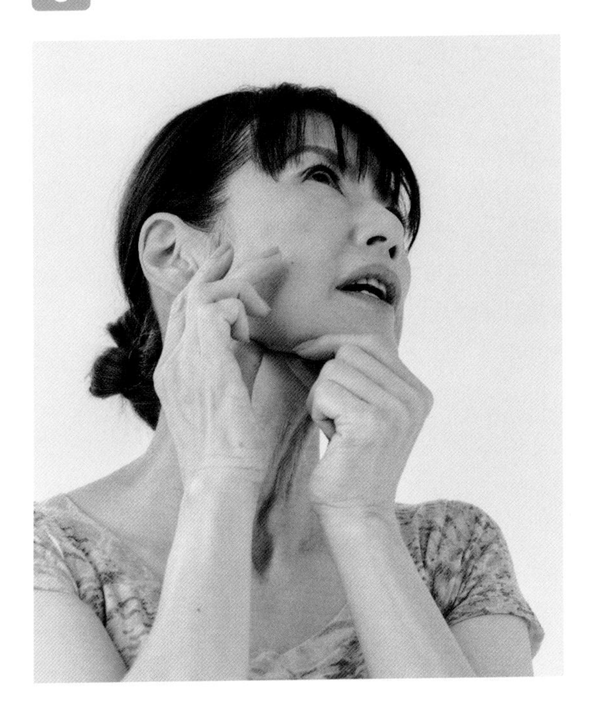

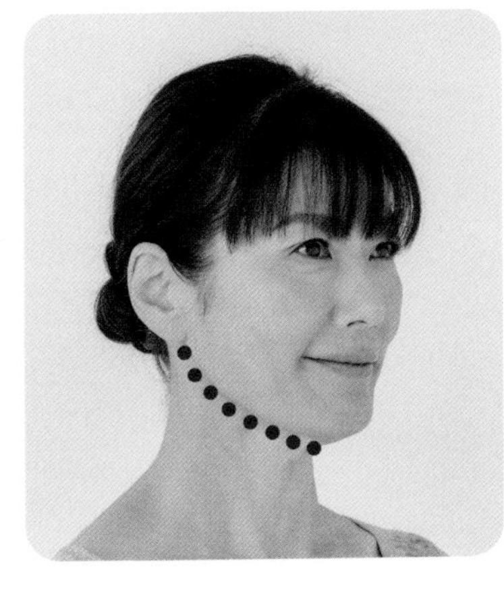

あごの中心からえらに向かって8か所ほど押していきます。

Column

「屈筋」を上手にゆるめて美しい姿勢をキープ

筋肉には大きく分けて、「屈筋」と「伸筋」があり、反対の作用で拮抗して働きます。たとえば、関節の両側には屈筋と伸筋がペアで存在し、**曲げるときは「屈筋」、伸ばすときには「伸筋」が収縮**して、関節の曲げ伸ばしを行っています。上半身の屈筋は、咬筋（顔）、舌骨上筋群（ぜっこつじょうきん）と舌骨下筋群（ぜっこつかきん）（あごから首にかけて）、大胸筋群（胸）、大腰筋（腰から足の付け根）など、体の前側にあります。下半身の屈筋はハムストリング（太もも）、腓腹筋（ふくらはぎ）など、体の後ろ側にあります。

これらの**屈筋は、伸筋よりも強い力を持っている**ため、精神的・肉体的な緊張によって収縮してこり固まってしまうと、引っ張る力が強く働いてしまい、姿勢の乱れにつながります。たとえば、上半身の前側にある屈筋がこり固まると、背中が丸くなって猫背になったり、首が前に突き出てストレートネックになったりします。

また、**ハードなスポーツをしていた人に多いのが、ハムストリングの硬直**。ハムストリングは骨盤とつながっているため、硬直によって引っ張る力が働くと骨盤傾斜につながります。
屈筋は使いすぎても、使わなすぎても硬直してしまいます。ほどよくゆるめることが美しい姿勢を保つカギとなる３つの腔が整い、血流やリンパの流れもよくなります。

Chapter 2

お悩み別ピンポイントケア

もっときれいに若々しく！プラスαの集中メソッド

Chapter1のベーシックケアでご紹介した10ステップで
大きい筋肉をゆるめ、しっかりとした体幹をつくっているので
全身のリンパはすでにスムーズに流れている状態です。
さらに気になる部分のピンポイントケアをプラスすれば効果絶大！

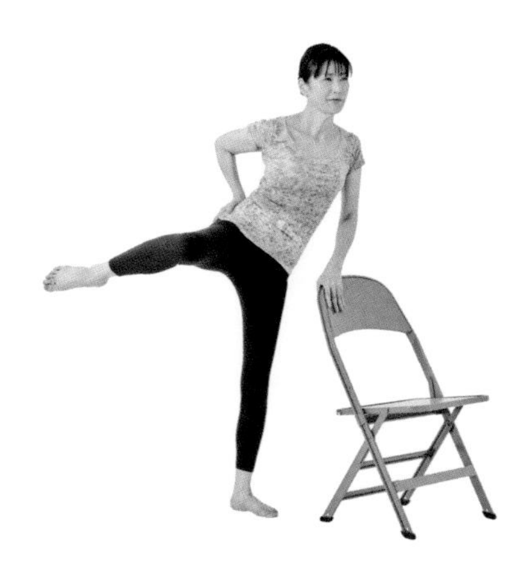

肌のくすみ

1分

ブラシソフトケア

ブラシでさっとなぞれば顔色がぱっと明るく

顔の大きな筋肉、咬筋（こうきん）や側頭筋を基本編でゆるめていれば
メイク前にブラシでさっとなぞるだけでOK。
くすみが消えて、若々しい健康的な肌色に。

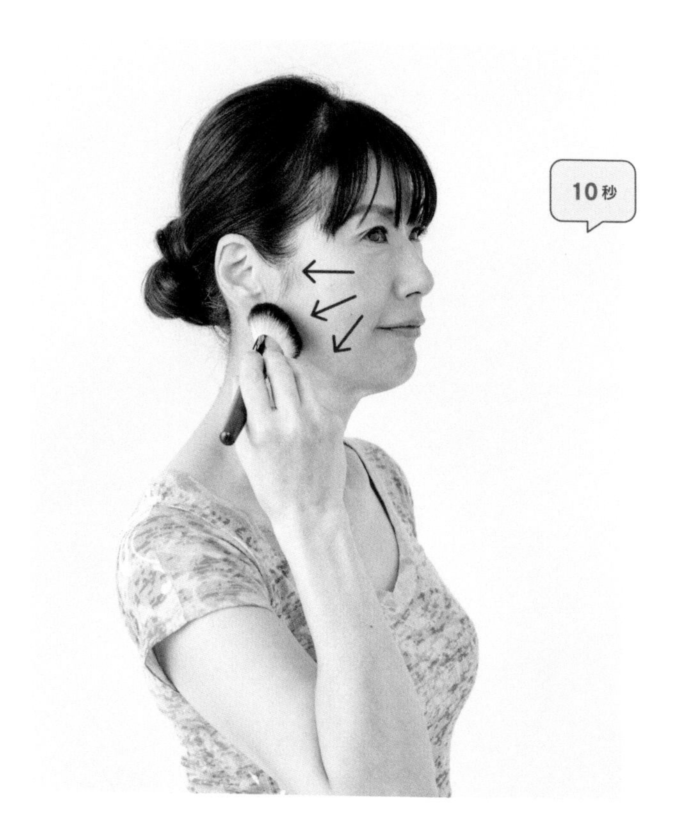

1 顔の中心部から外側へ骨格筋をなぞる

顔の中心からこめかみ、耳たぶ、下あごへ。ブラシは太めがおすすめ。力が一点に集中せず、広範囲をさっとなぞれます。

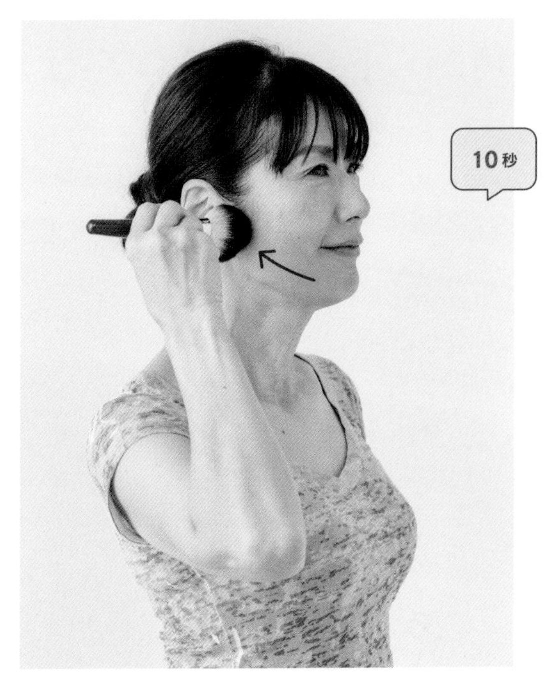

2

下あごから上へ こめかみまでなぞる

あごは顔の最大の関節。まわりにはリンパが多く集まっています。ブラシは力を入れずに、優しく動かしましょう。

10秒

3

胸鎖乳突筋（きょうさにゅうとつきん）に沿って 上から下へ

耳の後ろから鎖骨に向かって、首を縦になぞります。老廃物の出口である鎖骨リンパに向けてブラシをさっと動かして。

＊1～3を反対側も同様に行う

マリオネットライン

40秒

口角マッサージ

口角から下に伸びる溝をぼかす

口角から下に伸びるマリオネットラインは老けた印象のもと。顔や首の筋肉の衰えや、頬に蓄積した老廃物が原因です。優しくラインをなぞるケアで、ハリのある若々しい口元に。

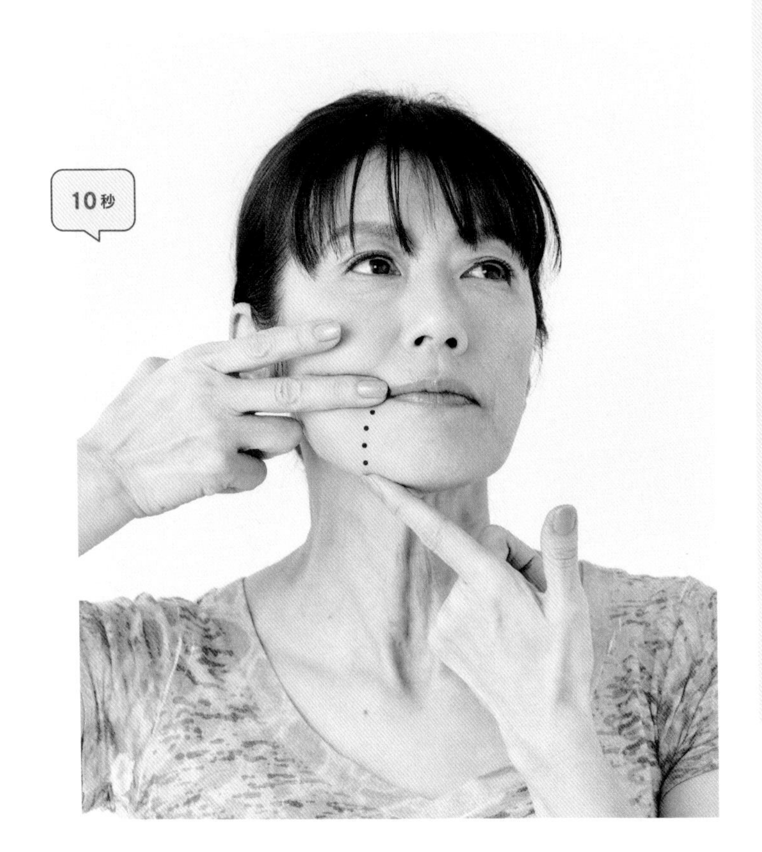

1 指先には力を入れず優しくラインをなぞる

強度 2

人差し指は頬骨に、中指は口角に。反対の手の人差し指でラインを数回なぞって老廃物の排出を促進。

Point!
手で軽く押さえる

10秒

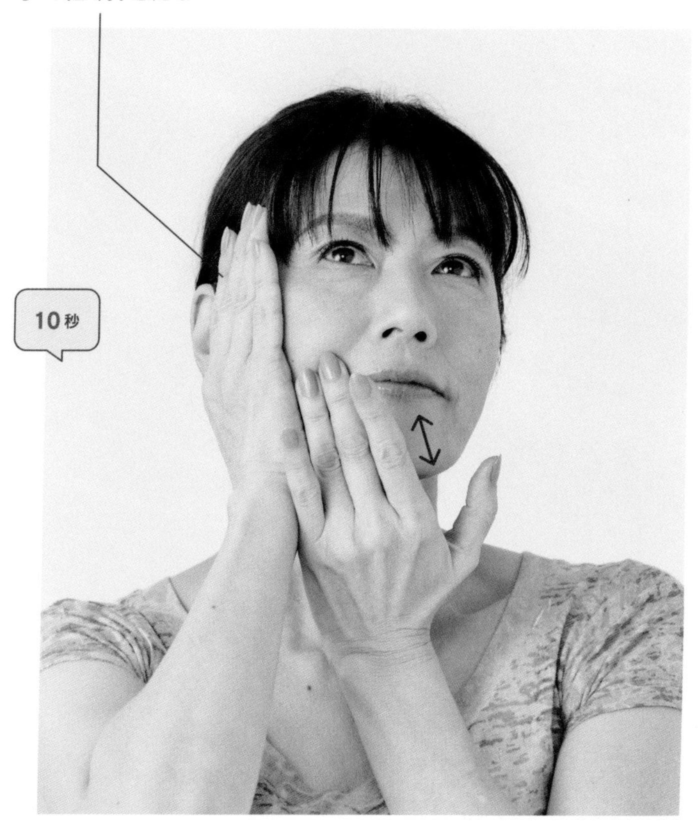

2 口角を指でなでてなじませる

強度 1

手で頬の外側を押さえて、反対の手の3本の指で優しく数回なでましょう。口元の筋肉をゆるめてリンパの流れを整えて。

＊1〜2を反対側も同様に行う

ガチガチ咬筋（こうきん）をゆるめて老廃物を流れやすくする

ここでは、強めの力で筋膜リリースをすることで
頬のたるみの原因となっているかたい咬筋をゆるめます。
フェイスラインの引き締め、目の下のたるみ解消にも効果的。

1分

頬骨プッシュ

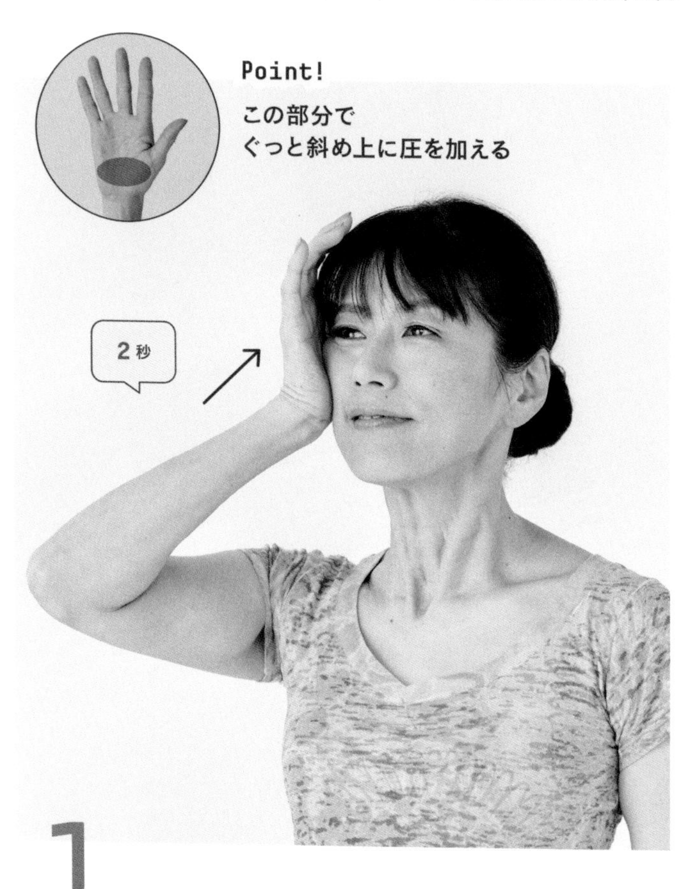

1 手のひらの根元で頬骨の斜め上に圧を加える

強度 5

手首を外側に曲げ、手首に近い部分を頬骨の下にあてます。「少し痛い」くらいの圧を2秒加えます。

2

内側から外側へ 5か所を順に押す

1のやり方で内側から外側へ向かって、5か所を目安に、少しずつ位置をずらしながら、圧を加えていきます。

Point!
手のひらの根元でぐっと押し上げる

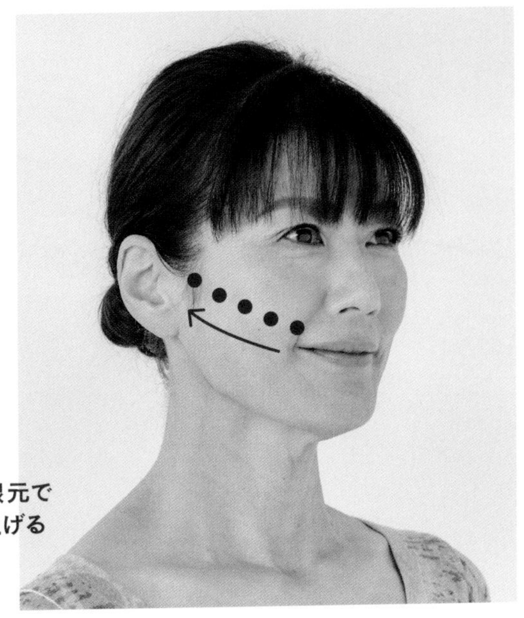

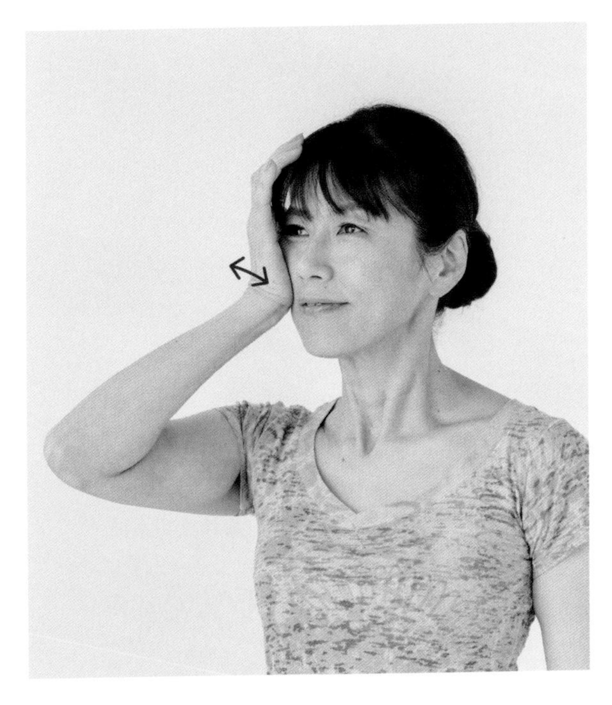

3

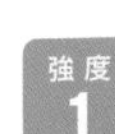

手のひらの根元で優しく揺らす

力は抜き、頬骨を優しく揺らして、ゆるめましょう。「ちょっと痛かったけど、がんばったねぇ」と自分を慈しむ気持ちで。

＊1～3を反対側も同様に行う

40秒

目の下つまみ

眼輪筋(がんりんきん)をゆるめて目の下の流れを促す

眼輪筋とは、目のまわりをぐるりと囲むドーナツ状の筋肉。
かたくなって巡りが悪くなると、目のまわりのむくみやクマに。
「つまんで揺らす」ケアでよどんだ流れを活性化して。

Point!
つまむと少し痛みを
感じる部位を
タテタテ
ヨコヨコ
2秒

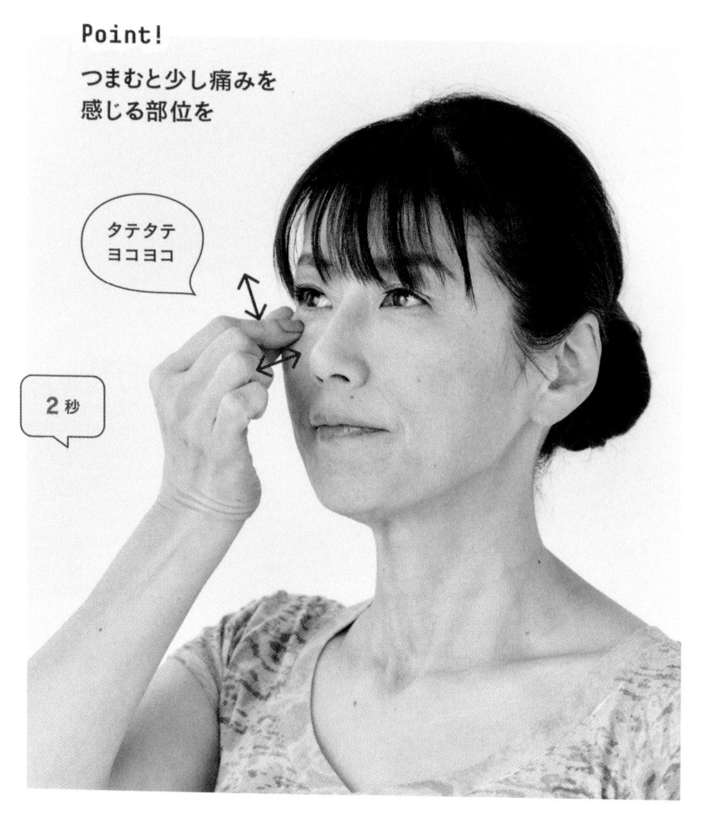

1 目の下の眼輪筋をつまんで揺らす

強度 2

目の下の骨あたりの筋肉を親指と人差し指で優しくつまんで、上下に2回、左右に2回動かします。目頭の位置からスタートして。

2

強度 2

外側に向かって少しずつ位置をずらす

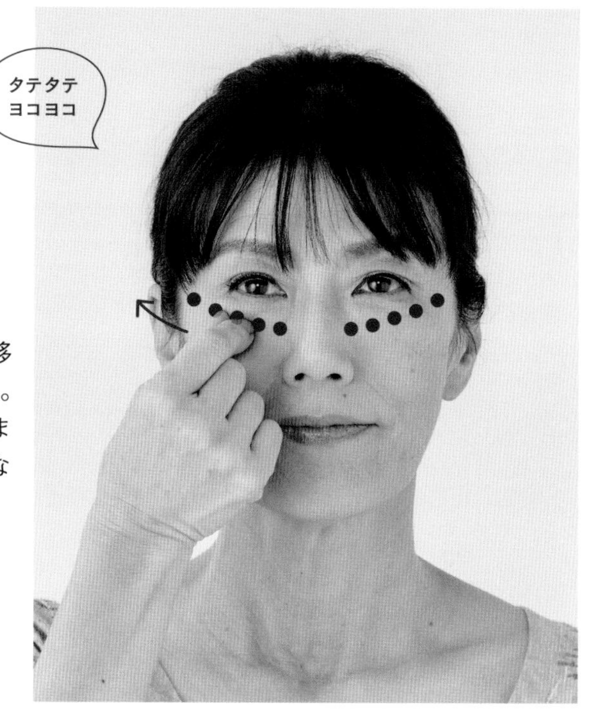

目尻に向かって少しずつ移動します。5か所を目安に。目尻まで到達したら、つまんできた部分を指で優しくなでます。

＊反対側も同様に行う

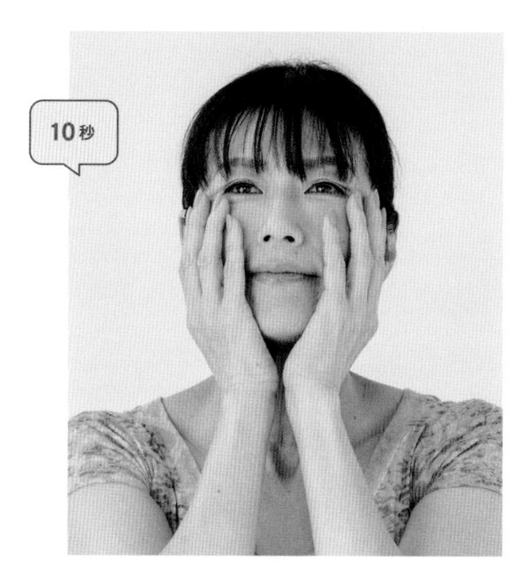

3

両手で頬を包んで優しくなじませる

活性化した目の下のリンパの流れを自然に頬になじませるよう、両手で頬をすっぽり包んで、優しくなでましょう。

ストレートネック

1分

首揺らし

首の後ろをゆるめて姿勢も改善

首の骨は本来、ゆるやかなカーブを描いていますが、
無理な姿勢が続くと、首の後ろの筋肉が硬直してまっすぐに。
首こりや、肩こり、背中のこりにもつながります。

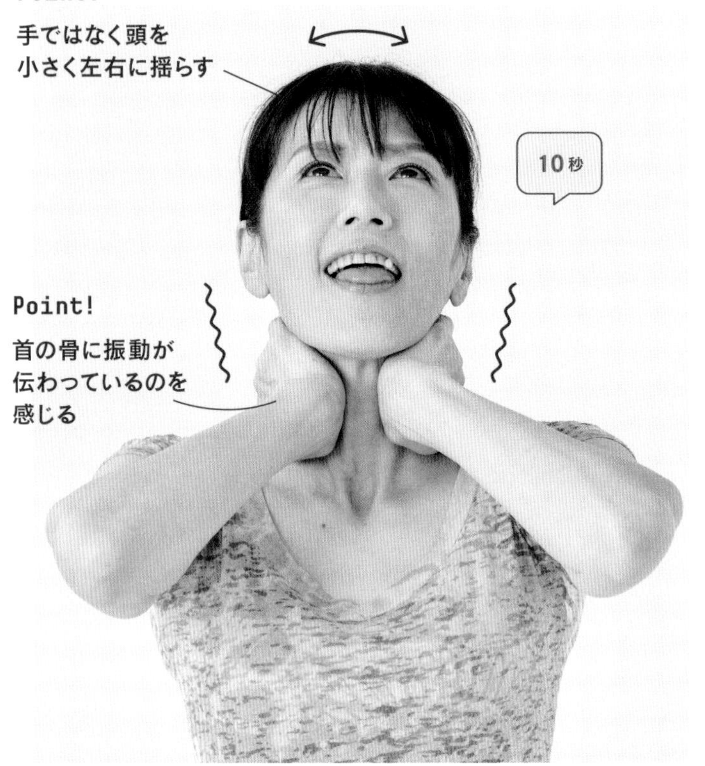

1 首まわりに手を当てて微振動で揺らす

斜め上を向いて口は半開きに。両手のひらで優しく首を包み込み、頭を左右に小さく10秒揺らしましょう。

2

大きな円を描くよう ゆっくり回す

首を後ろへ倒し、ゆっくり反対側に大きく回転させます。首の前の筋肉には力を入れず、自然に気持ちよく伸ばしましょう。

＊3回行う

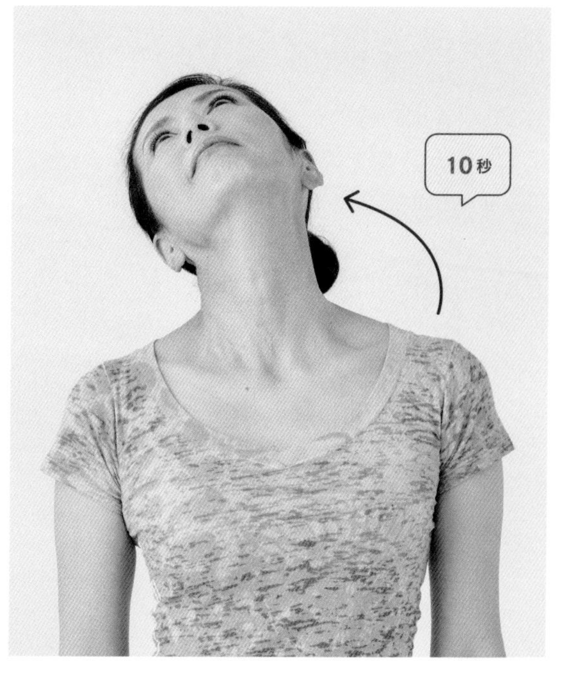

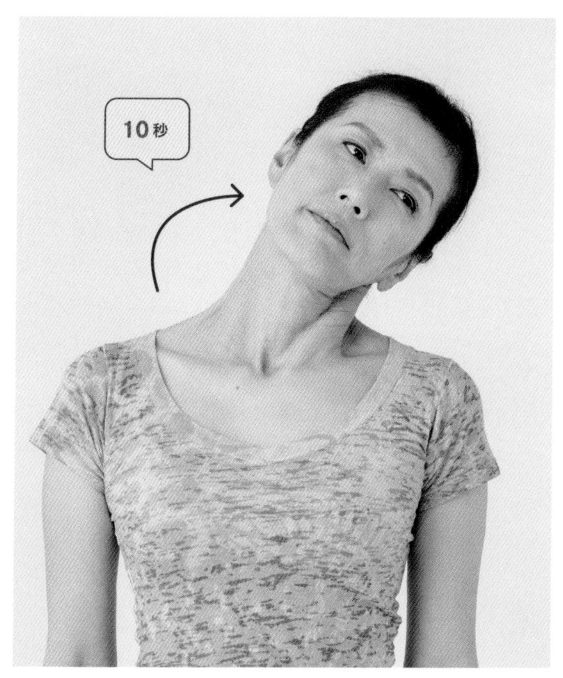

＊反対側も同様に行う

抜け毛
パサつき
白髪

1分30秒

頭皮アプローチ

後頭部と頭皮をやわらかくする

頭皮のリンパの流れが悪くなると毛根に老廃物がたまって
髪に十分な酸素や栄養が行き渡らなくなります。
頭皮をゆるめてリンパの流れを促し、健康な地肌と髪に。

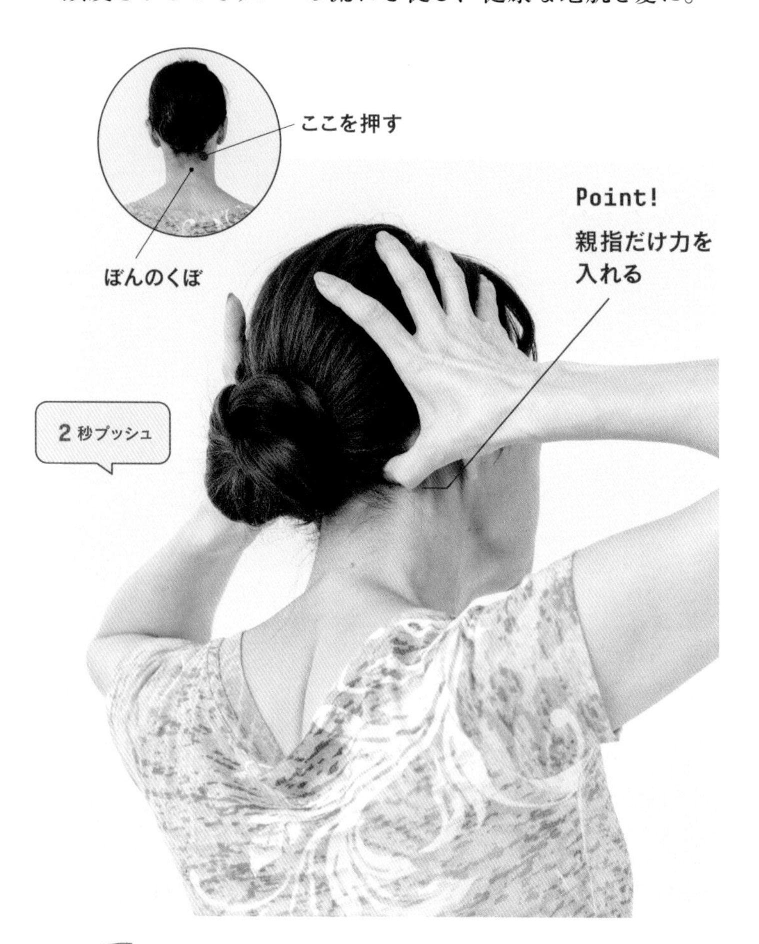

1 後頭部の両わきを親指で押す

強度 3

親指でぼんのくぼと耳の間のへこんだ場所を軽く押します。残り4本の指は頭部全体を包み込むようにそっと添えて。

＊3回行う

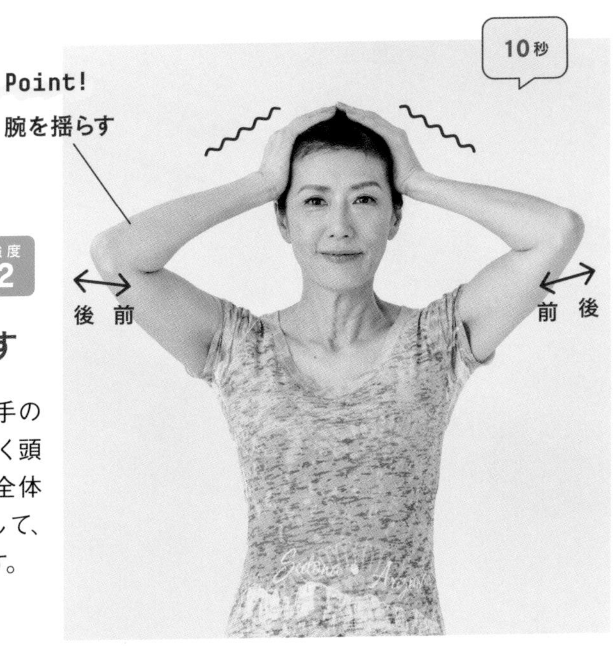

2

強度 2

手のひらで頭皮全体を揺らす

頭部全体を覆うように手のひらを広げ、指先は軽く頭皮を押して固定。両腕全体を前後に10秒揺らして、頭皮に微振動を与えます。

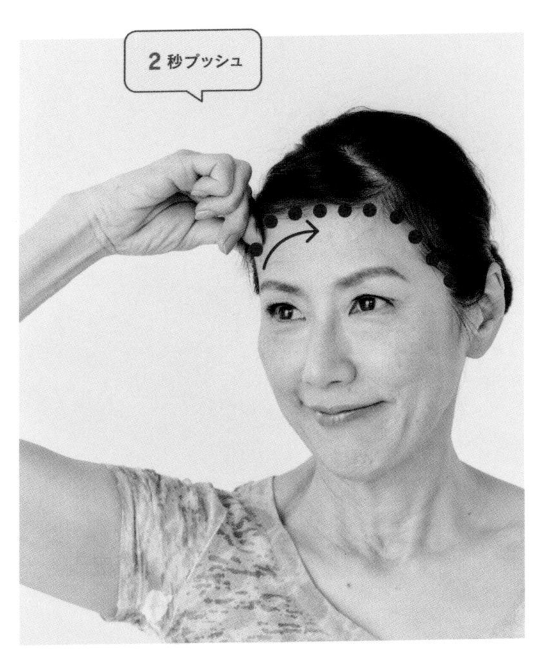

3

強度 3

生え際を中心に頭皮をつまむ

生え際を右手の親指と人差し指でつまみます。右のこめかみからスタートし、位置を少しずつ左にずらして左のこめかみまで移動しましょう。

次ページに続く

4 強度 3

額からこめかみへこぶしで押す

両手のこぶしを握り、指の第二関節でぐっぐっと押しながら、額の中心から位置をずらして左右それぞれこめかみへ。

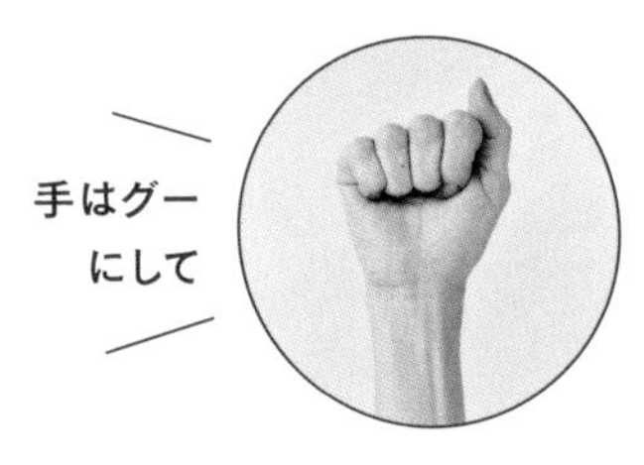

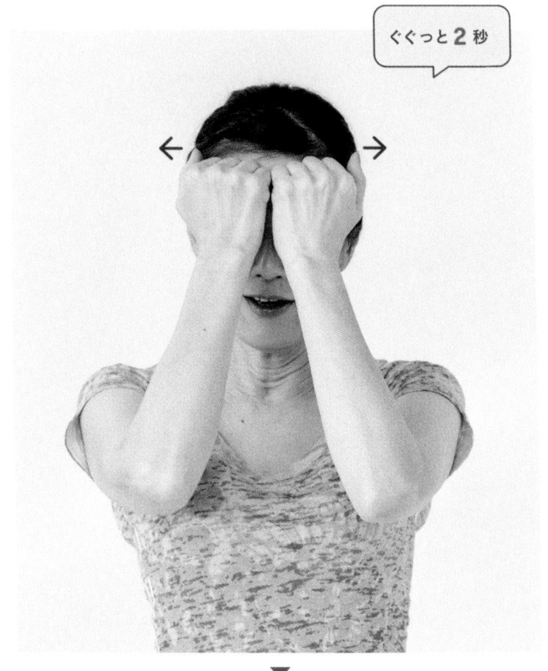

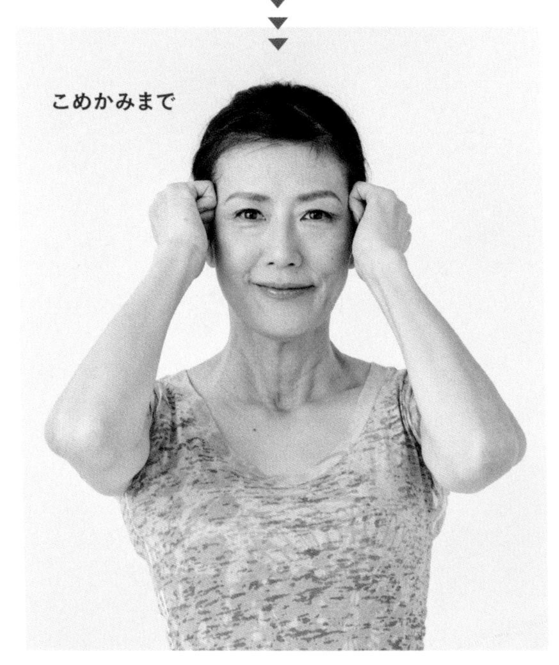

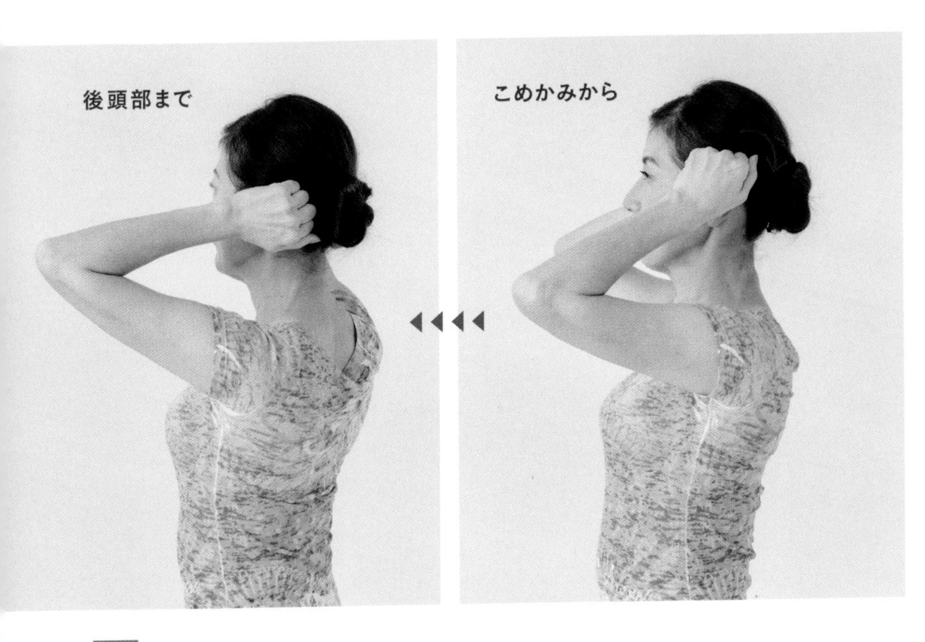

5 さらに、こめかみから後頭部へ

4と同様に指の第二関節で押しながら、左右のこめかみから少しずつ位置をずらして、耳の上を通過して後頭部の両わきへ。

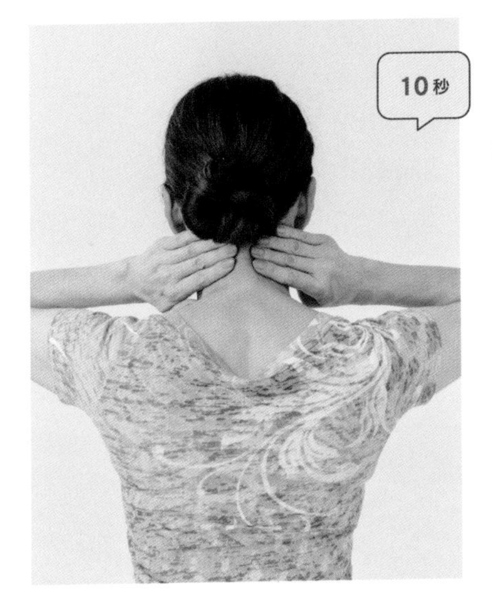

6 首の後ろを4本の指で優しくなじませる

強度 1

後頭部の中心には、リンパ節があるので、ここに老廃物を落とし込むようなイメージで両手の4本の指の腹で優しくなでましょう。

大胸筋をゆるめて美バストに

乳房を支えている大胸筋がかたく縮こまっていると、
乳房が奥に引っ込んで、下向きのバストラインに。
大胸筋をゆるめることで、きゅっとバストアップ！

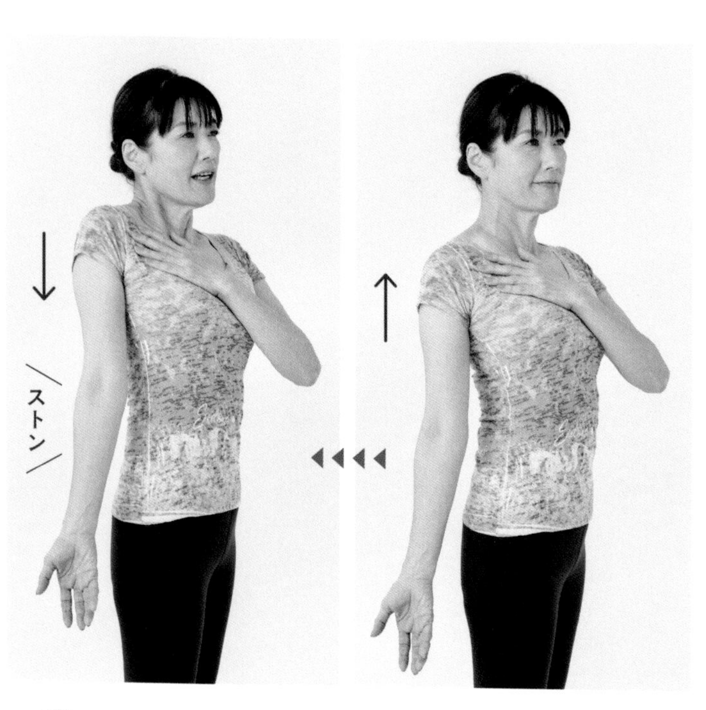

1 大胸筋に手を当て肩をアップ＆ダウン！

右手は力を抜いて自然に垂らし、手のひらは外向きに。左手を右の胸に当てて、右肩を持ち上げ、脱力してストンと落とします。

＊2回行う

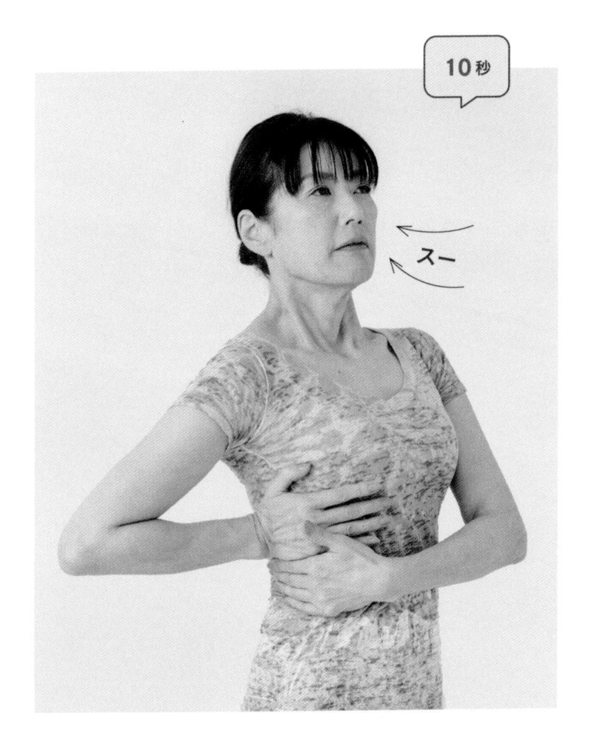

2

息を吸って肋骨が広がるのを感じる

右の乳房の下に右手を当てます。左手も右手の下に沿わせるように当てて、大きく息を吸い込み、肋骨の広がりを感じます。

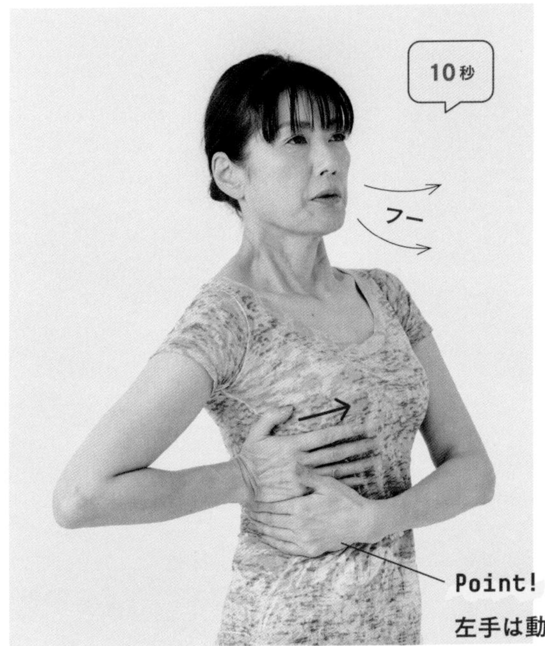

Point!
左手は動かさない

3

強度 1

息を吐きながら右手でバストを内側へ

左手はそのまま固定し、息を少しずつ吐きながら、バストを持ち上げるような気持ちで右手を体の中心に向かって押します。

＊1～3を反対側も同様に行う

50秒

二の腕回し

大胸筋と広背筋をゆるめて たまった老廃物を流す

腕を大きく回すことで、わきの下の大きなリンパ節を刺激。
肩の大きな関節を動かすことで、大胸筋や広背筋もほぐれ
腕にたまった老廃物や脂肪がスムーズに排出されます。

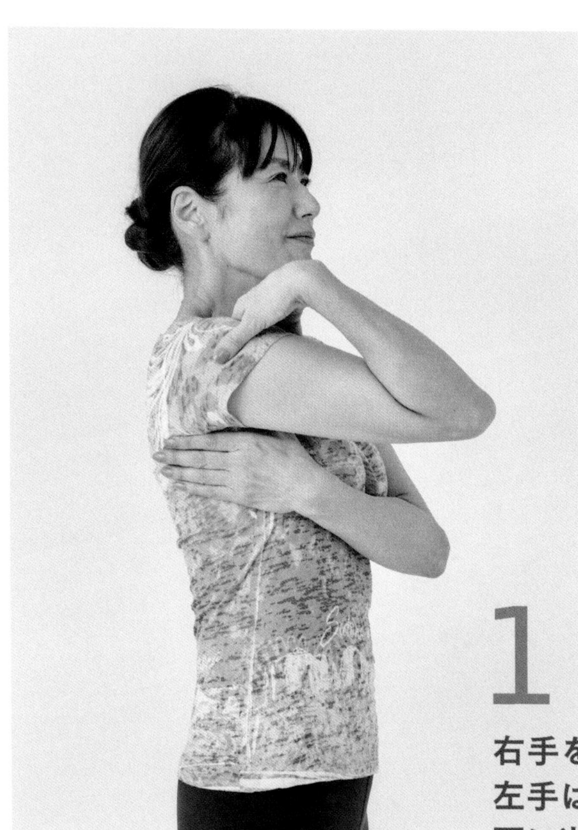

1

右手を右肩に 左手は右わきの 下に当てる

右手を肩に当て、左手はリンパ節のあるわきの下に当てます。

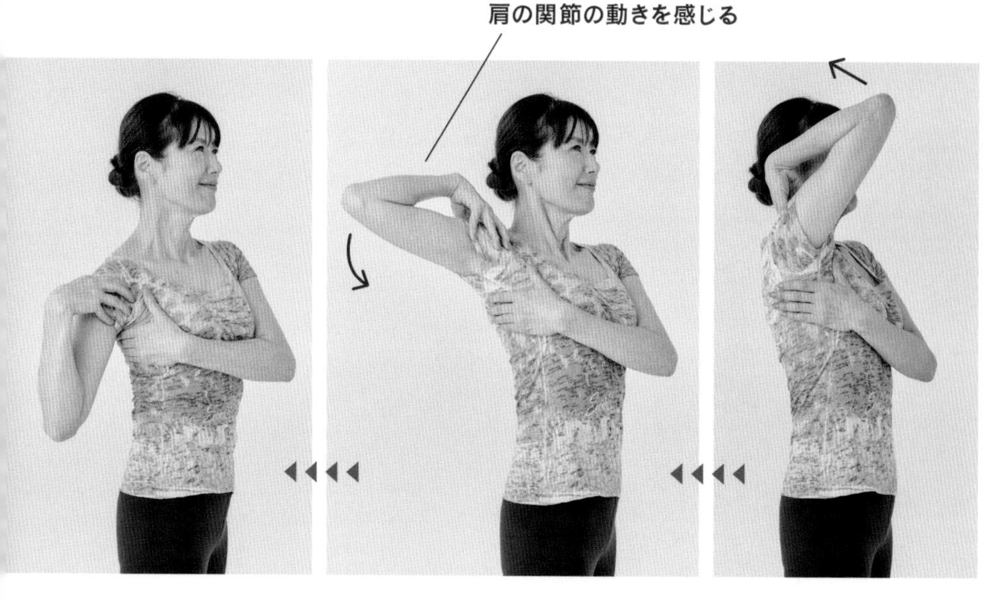

2 いちばん高いところを通って円を描くように、ひじを上げていく

前からひじを上げていきます。左手はそのままの位置で、持ち上げた右ひじができるだけ高い位置を通るように大きく円を描き、元の位置へ。

＊2回行う
反対側も同様に

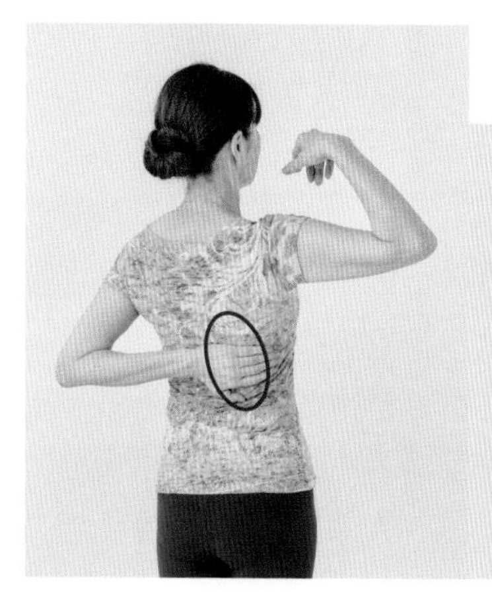

背中の広背筋に手を当ててもOK

腕を回すことで、背中の筋肉を鍛えて脂肪を撃退。すっきりとした背中のラインに。余裕のあるときは、広背筋にも触れて、その動きを感じてみましょう。

肩こり

1分

両腕回し

肩まわりの筋肉をゆるめて血流を改善

腕を動かすことで肩甲骨が動いて、肩から腕まわりの筋肉がしっかりほぐれます。血液とリンパの流れも自然とスムーズに。

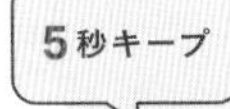

Point!
腕の血管をポンプアップし解放して一気に流すイメージで

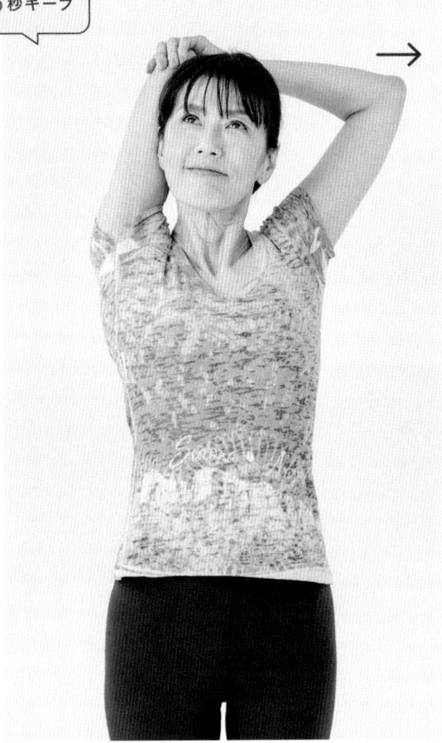

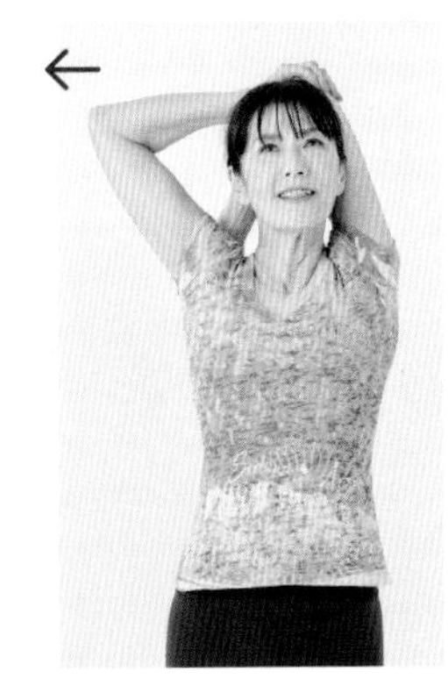

＊反対側も同様に行う

1 右ひじを上げて左手でぐっと引く

右腕を頭上に上げ、ひじから下は自然に垂らします。左手でひじをつかんで左に引いて、5秒キープしたらぱっと離します。

＊2回行う

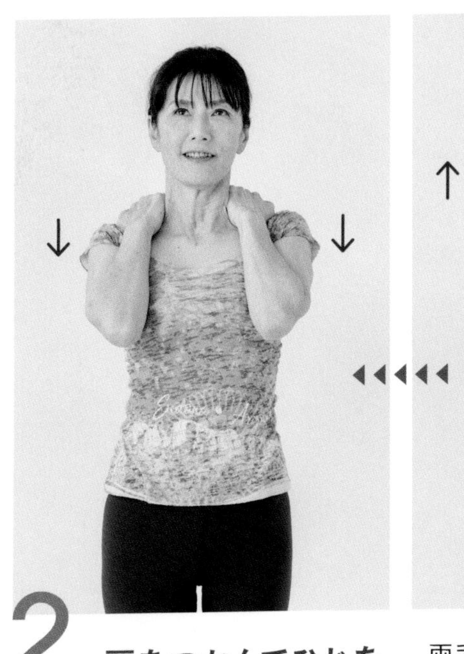

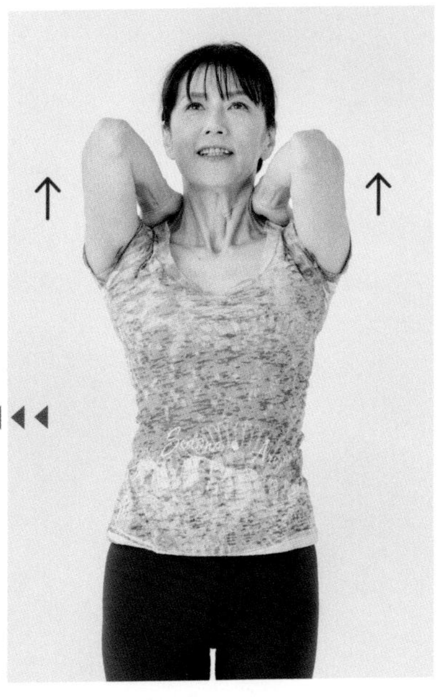

2 肩をつかんでひじを上下させる

両手で両肩をそれぞれつかみ、ひじを顔の横まで持ち上げます。肩をつかんでいる手を支点に、ひじを体の前で上下させます。

＊2回行う

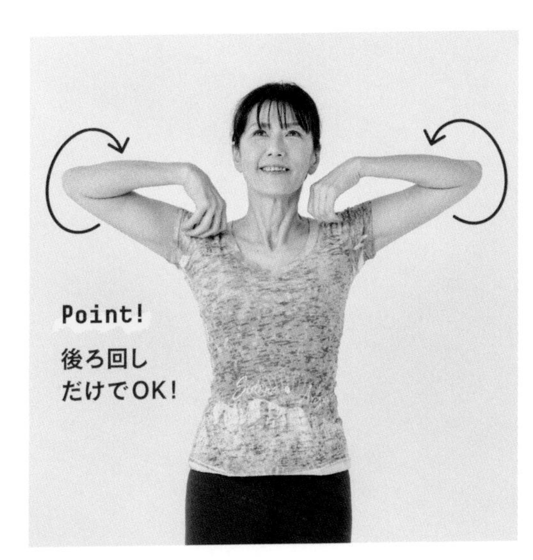

3 肩に指先をつけて両腕を回す

肩に指先を乗せてひじを肩と同じ高さまで持ち上げたら、ひじで体の両側で円を描くよう前から後ろに腕を回します。

＊3回行う

2分

ウエストシェイプ

腹筋群をゆるめて
お腹まわりの老廃物を一掃

お腹を支える内腹斜筋（ないふくしゃきん）と外腹斜筋（がいふくしゃきん）を呼吸でゆるめながら
お腹まわりのたるみを解消していきます。
美しいウエストラインは
胸で行う深い呼吸で手に入れましょう。

20秒
スー
Point!
胸が前後に
開いていくのも感じる

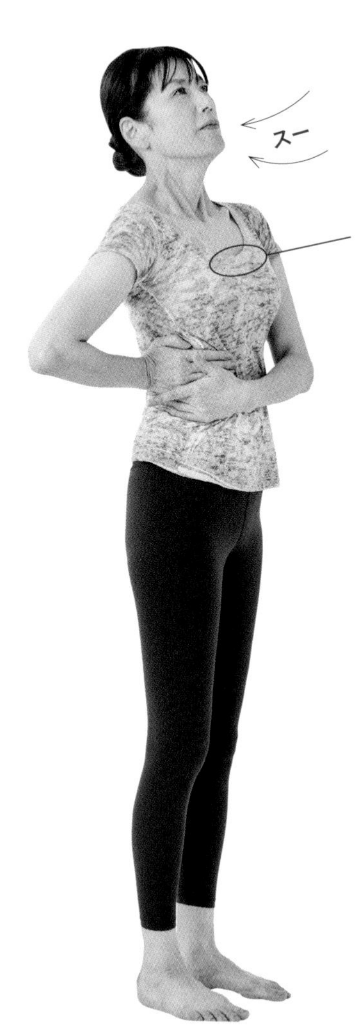

1

わき腹とお腹に手を当てて、ゆっくり胸式呼吸をする

右わき腹に右手を置き、左手は右手に添えます。胸で大きく息を吸って、肋骨が開くのを手で感じましょう。

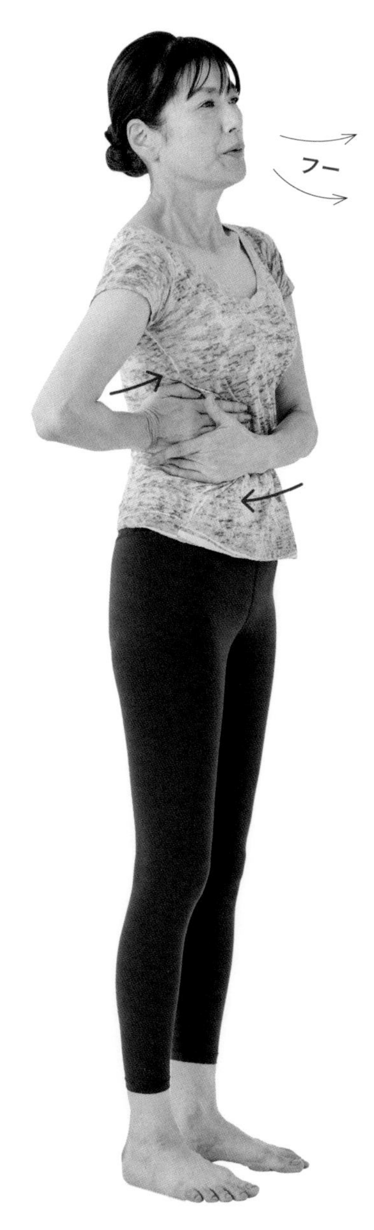

10秒

2 強度 2

息を吐きながら腹筋群を締める

息をフーッと吐きながら、右手は体の中心に向かって押し、左手は手首からひじまで使ってぎゅーっとお腹を押さえ、腹筋を引き締めます。

＊1〜2を2回行う
反対側も同様に

垂れ尻

1分20秒

ハムストリング上げ

太もも裏のハムストリングを鍛えて下半身すっきり！

太もも裏の大きな筋肉、ハムストリングを鍛えると
お尻の筋肉を支える力が高まってヒップアップ！
基礎代謝が上がって脂肪燃焼効果も高まります。

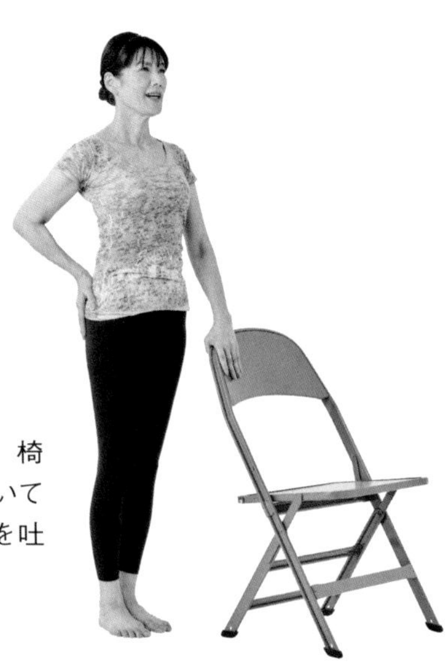

1 正しい姿勢で立ち 椅子などに 左手を置く

正しい姿勢（p39）で立ち、椅子やテーブルに左手を置いてスタンバイOK！ 軽く息を吐いて呼吸を整えます。

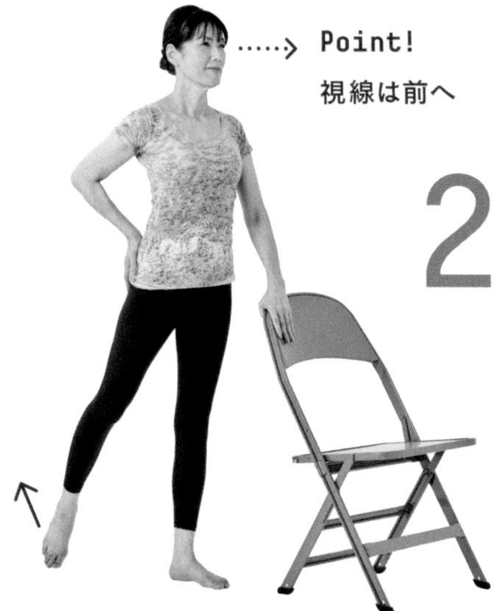

Point!
視線は前へ

2 お尻を締め、ゆっくりと 右足を後ろへ

右足をゆっくりと後ろに引き、まっすぐに伸ばしたまま、腰の高さまで引き上げます。上体はできるだけ立てて視線は前方に。

3 右足を折り曲げながら半円を描いて前へ

右足のひざを徐々に曲げながら、高さを保ったままももを前へ。体の横に半円を描くようにして2の位置へ戻る。

＊2～3を2回行う
左足も同様に

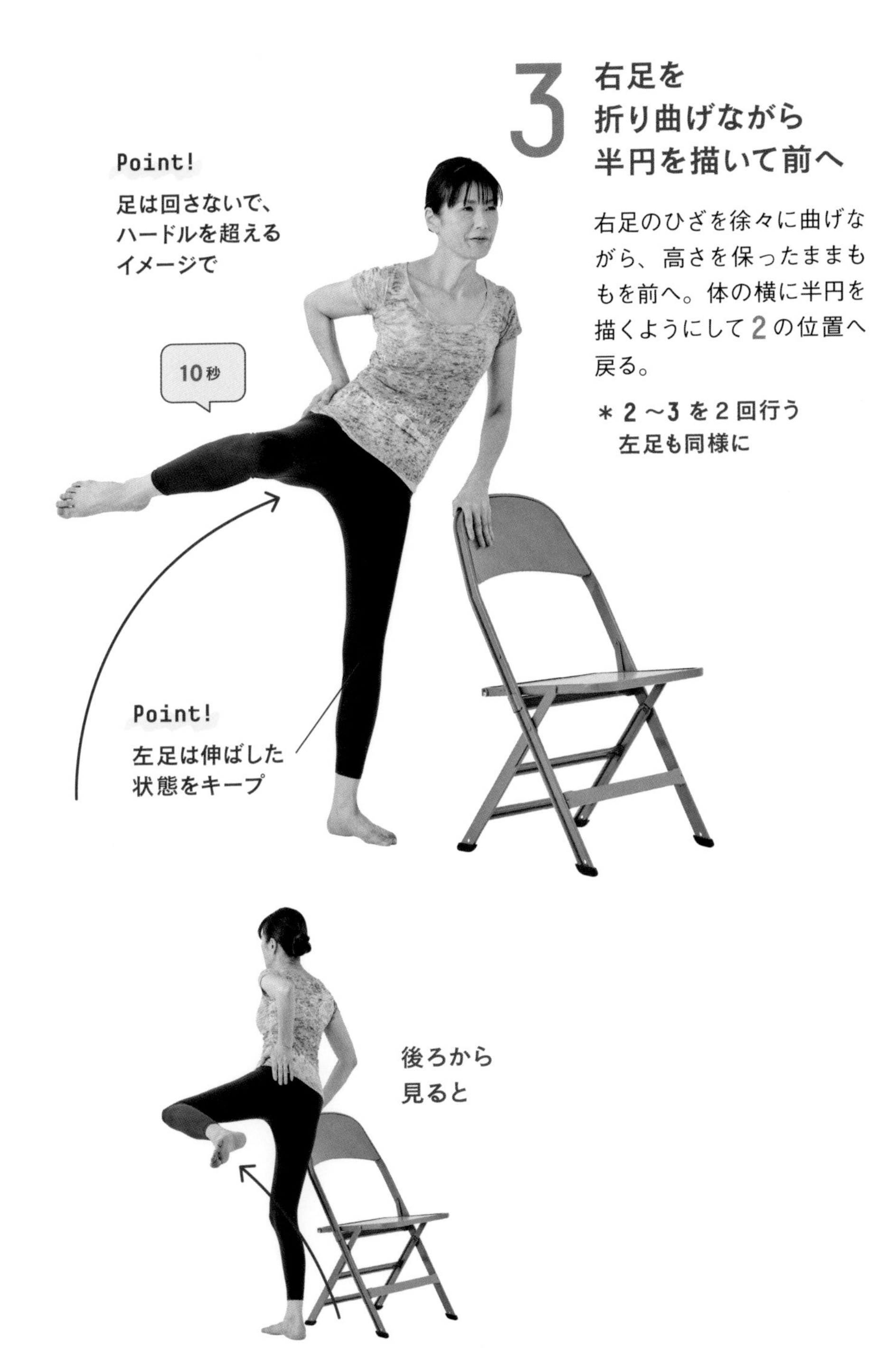

椅子スクワット

下腹を引き締めながら美脚ラインをつくる

下半身痩せに効果的なスクワットですが
正しい姿勢を保ちにくいのがちょっと難しい点です。
椅子を使うこのメソッドは姿勢が崩れず簡単なので
筋トレ初心者にもおすすめ。太ももの前側、裏側、
お尻の筋肉、背筋、腹筋まで総合的に鍛えられます。
下半身のポンプ機能がアップして
全身のリンパの流れ・血流も活性化！

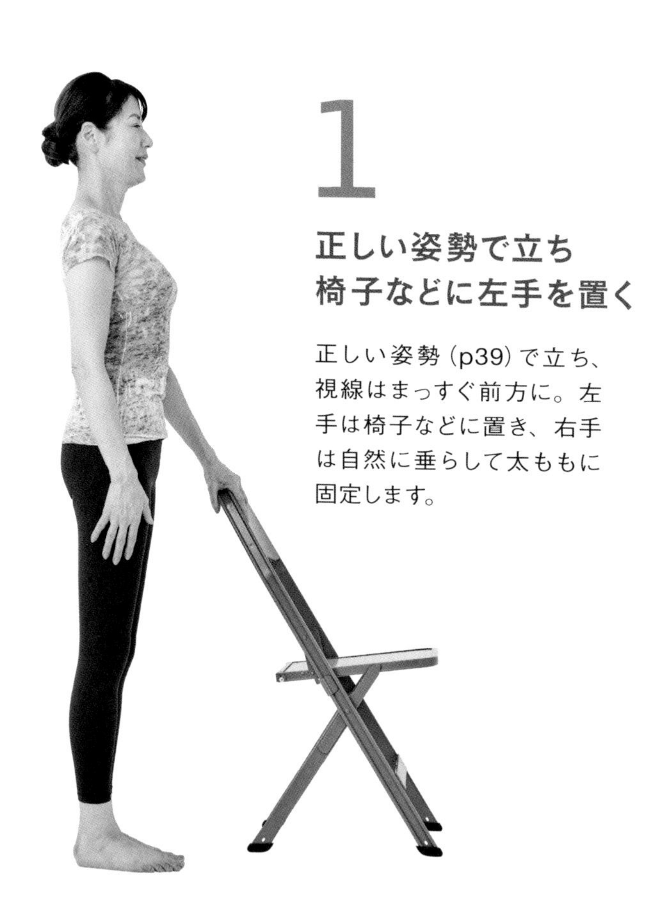

1

正しい姿勢で立ち 椅子などに左手を置く

正しい姿勢（p39）で立ち、視線はまっすぐ前方に。左手は椅子などに置き、右手は自然に垂らして太ももに固定します。

2 右足を1歩前に出す

右足をやや大きめに1歩前に出し、ゆっくりとひざを折り曲げ、徐々に腰を落とします。左足も折り曲げながらひざを下方に。

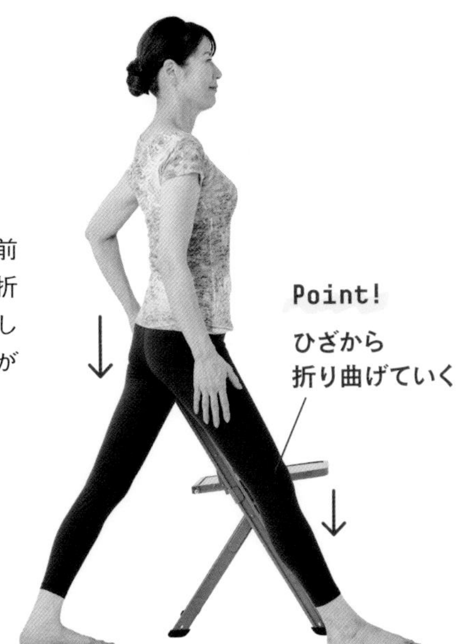

Point!
ひざから折り曲げていく

Point!
慣れてきたら持ち手の力を弱めて足に負荷をかけていくように

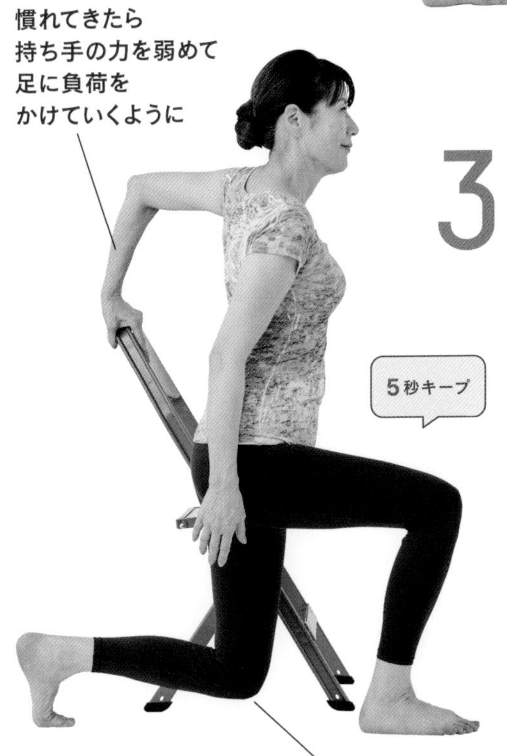

3 腰を落とし、ゆっくり元の位置へ戻す

左足のひざが床につくギリギリ手前でストップしたら5秒キープ。ゆっくりと両ひざを伸ばしていき、2の姿勢に戻る。

5秒キープ

＊2～3を2回行う
左足も同様に

Point!
ひざを床ギリギリまで落とす

お尻ボール

1分

筋膜リリースで大殿筋をやわらかく

筋膜が癒着すると筋肉の動きを妨げ、血液やリンパの流れが悪化。余分な水分や脂肪、老廃物が蓄積してセルライトの原因になります。癒着した筋膜をはがす筋膜リリースで、お尻と太ももラインすっきり！

1 ボールをお尻の下に敷いて体重をかける

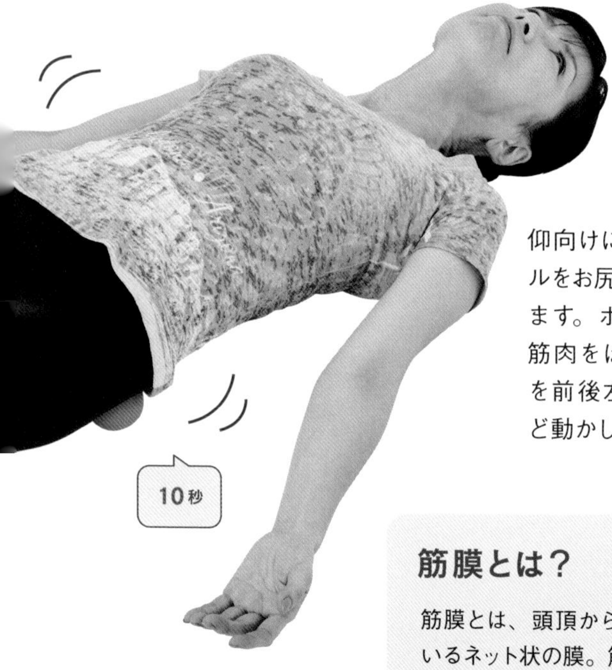

仰向けに寝たら、ボールをお尻の下にセットします。ボールでお尻の筋肉をほぐすよう、体を前後左右に10秒ほど動かします。

10秒

筋膜とは？

筋膜とは、頭頂から足先まで、筋肉の表面を覆っているネット状の膜。筋膜と筋肉の間には潤滑油として働く液体で満たされていますが、無理な姿勢を長時間続けるなどの負荷により、この潤滑液がドロドロになってしまい、筋膜と筋肉が癒着。ゆがんだりねじれたりした筋膜が、筋肉の動きを妨げて、姿勢や体の動き、リンパの流れに悪影響を及ぼします。

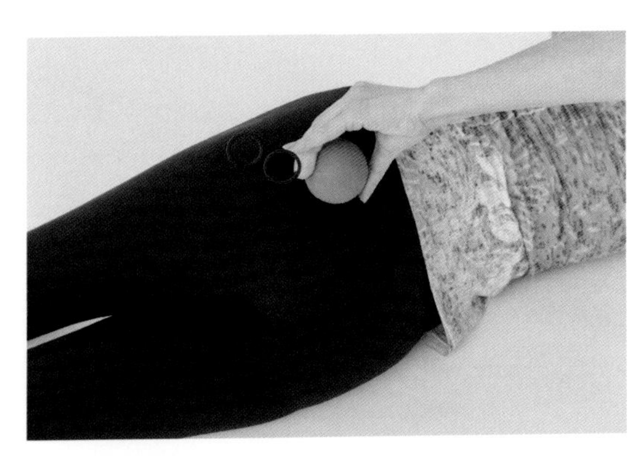

2
ボールの位置を少しずつずらしていく

ボールとお尻の位置を調整しながら、当てる位置をずらして行います。ゴリゴリしたり、痛い箇所は念入りに。

＊1～2を反対側も同様に行う

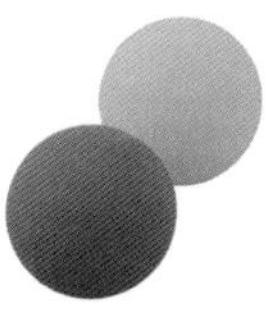

ラクロスボールがおすすめ

ほどよい硬さで、表面がゴムのため滑りにくく、マッサージしやすいのでおすすめです。

腰痛
便秘

1分

フラダンス体操

腰まわりの筋肉をゆるめて骨盤の傾斜を正す

背骨の両わきの腰方形筋(ようほうけいきん)がかたくなると骨盤の位置がゆがんで腰痛の原因に。左右に腰を振る動きでゆるめましょう。骨盤底筋も鍛えられ、尿もれや頻尿の予防、膣の引き締めにも効果的です。
さらに腰まわりの血流が改善され、胃腸の働きもよくなります。

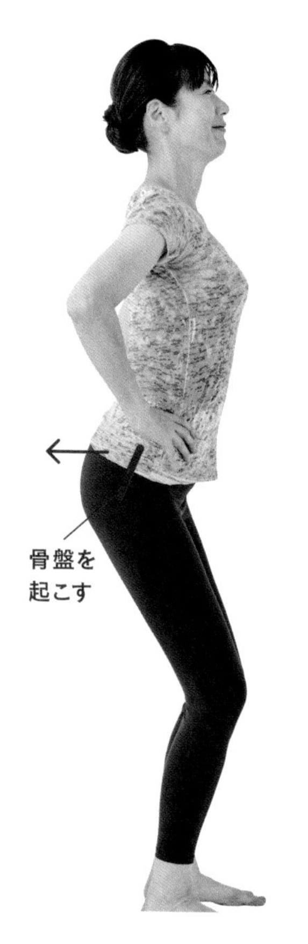

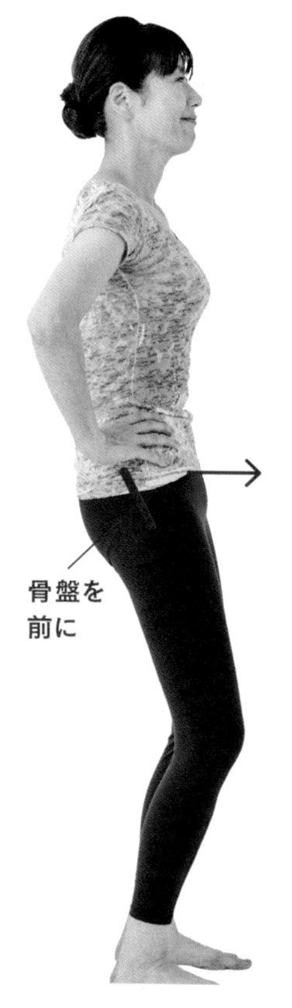

1

骨盤を前後に動かし腰方形筋をゆるめる

力を抜いてまっすぐ立ち、ひざを少し曲げます。腰骨の上に手を当てて、骨盤を前後に傾けたり起こしたりします。

＊往復３回行う

Point!
上半身は
動かさない

2 フラダンスのように腰を左右に

骨盤を斜め上に持ち上げます。上半身は上下に動かないよう固定し、ひざの屈伸を利用して滑らかに腰を左右に振ります。

＊往復5回行う

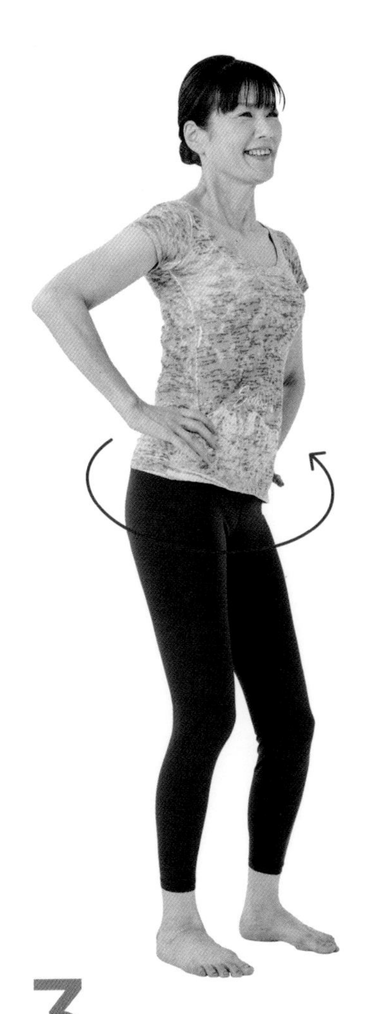

3 腰をぐるりと回す

最後に骨盤をぐるりと一回転させ、ゆるめた骨盤まわりの筋肉をなじませます。

＊反対回しも行う

圧力をかけて
足のポンプ作用を取り戻す

くるぶし、足首から順に、ふくらはぎ、太ももまでプッシュ。
特に、くるぶしにはリンパが集まっているので
しっかりほぐして。滞っていた老廃物が流れると
足がすっきり、軽くなります。

2分30秒

足もみ

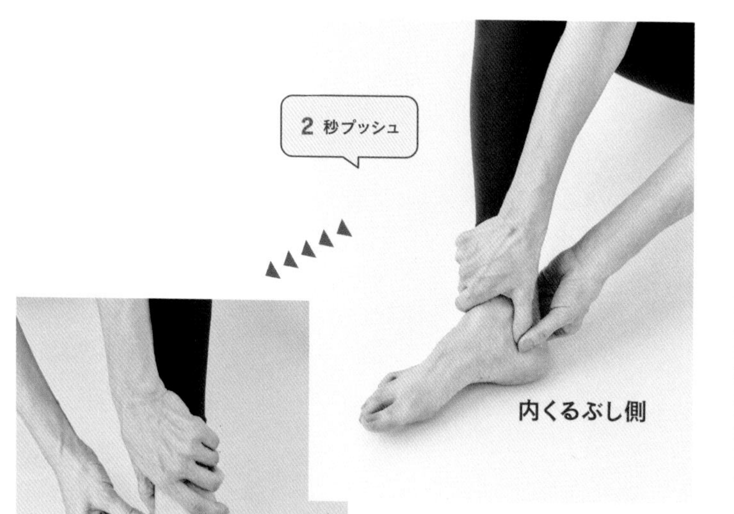

1

右足の内くるぶしと外くるぶしを両親指で強めに押す

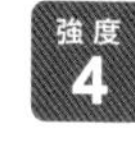

くるぶしのかかとの中間点
を両手の親指で押したら、
指を足首の外側に移動して
同様に押します。

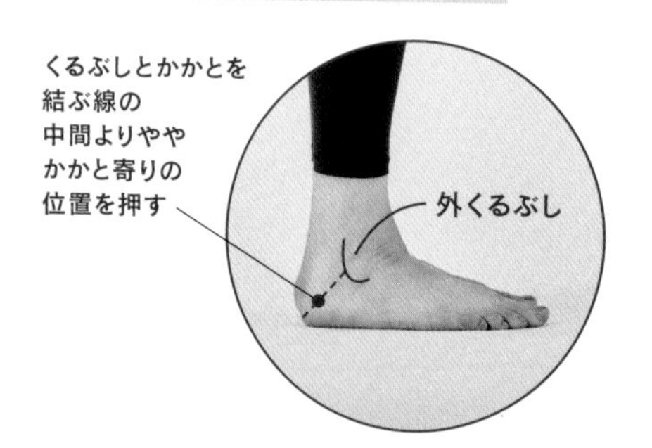

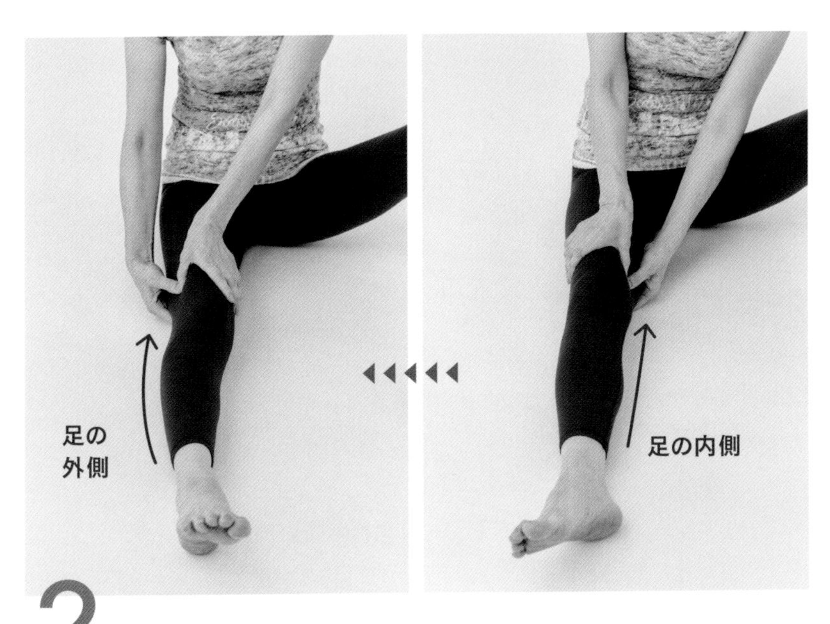

2 足首から鼠径部まで親指で押していく

強度 1

足の内側の、骨の下側のキワを骨に沿って、両手の親指で、足首から太ももまで細かく押していきます。

＊外側も同様に行う

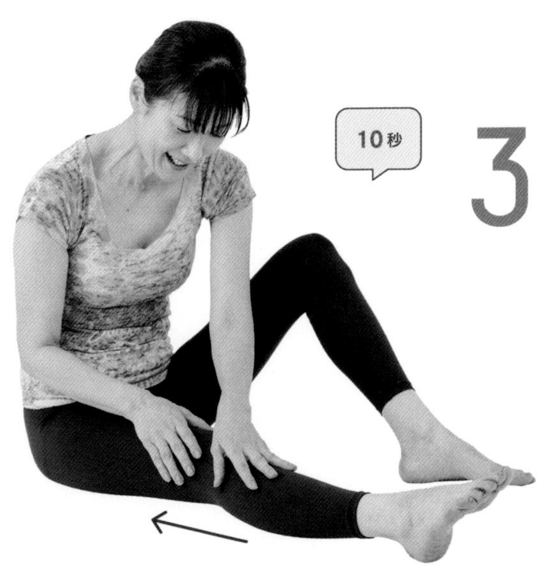

3 ふくらはぎから太ももまで優しくなでる

リンパの流れを促すように、ふくらはぎから太ももまで、全体を優しくなでます。鼠径部のリンパ節に老廃物を流し込むイメージで。

＊1〜3を左足も同様に行う

Column

腸は人体最大のリンパ器官
免疫力アップの要

リンパがスムーズに流れるようになることで得られる効果は、むくみやたるみの解消にとどまりません。免疫力アップにも大きく関わっています。

というのも、リンパは、全身に網の目のように張り巡らされていますが、実は、**全体の6割ものリンパ組織が腸に集中**しているからです。腸は人体最大のリンパ器官といえます。

腸を腹部に安定させる役割を担っている腸間膜(ちょうかんまく)にリンパ管とリンパ節が張り巡らされているほか、小腸の壁にも特有のリンパ組織（パイエル板）がたくさん存在しています。

腸のリンパ組織に存在するリンパ球は、食べ物と一緒に腸に侵入してきたウイルスや病原菌と戦います。さらに腸のリンパ球は、リンパ液や血液に移動して全身を常にパトロールし、敵を見つけて退治します。したがって、腸からリンパ球がスムーズに全身に送られるようになると多くのリンパ球が外敵と戦えるようになり、免疫力アップにつながります。

そこで、注目したいのが**リンパの親玉ともいわれる乳び槽**（p22）。乳び槽を刺激することで、乳び槽に集まっている腸のリンパ球は、胸管を通じて血液にスムーズに送り込まれるようになります。

「大腿骨揺らし」（p24 ～27）は、乳び槽を刺激するので、免疫力アップにもつながるのです。

Chapter 3

リンパが流れる生活習慣

小さな意識の積み重ねが若々しい体をつくる

リンパケアの効果を最大限にするには、ケアと並行して
リンパを詰まらせないような生活をすることが大切です。
すきま時間の「ながらケア」も思いのほか効果大です。

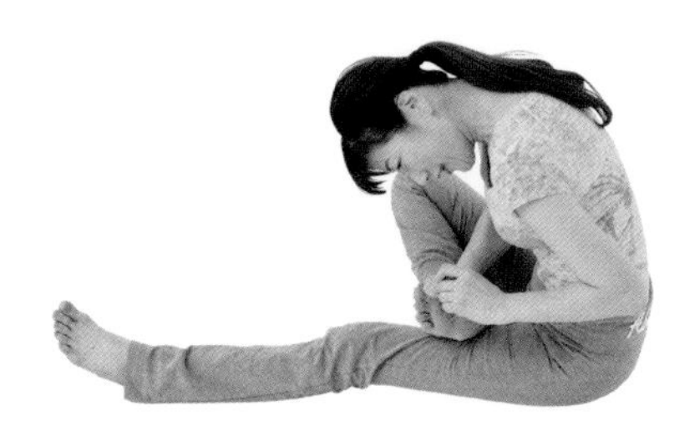

胸式呼吸と腹式呼吸を上手に使い分け

「呼吸」もリンパが流れる体づくりの大事な要素。胸式呼吸と腹式呼吸、この2つの呼吸法は効果が異なるので、その時々で、得たい効果に合わせて使い分けるといいでしょう。

胸式呼吸は、交感神経を優位にし、適度な緊張感を与えます。**筋トレ効果を高める、代謝を上げて脂肪燃焼効果を高める、気分をリフレッシュする**などの効果が期待できます。

一方、腹式呼吸には、**副交感神経を優位にして心身をリラックスさせ、筋肉をゆるめる**などの効果があります。ただし、間違った方法……たとえば、横隔膜がかたい状態で無理に横隔膜の上げ下げをしようとしたり、お腹を膨らませようとしたりすると、ぽっこりお腹の原因に。「難しい」と感じる方は、無理にお腹を動かそうとせず、「長い呼吸」をすることをおすすめします。鼻から吸って、フーッと長くゆっくりと息を吐きましょう。**胸とともに背中も動く**のがよい状態。腹式呼吸と同様、副交感神経を優勢にする効果が得られます。

また、どの呼吸法も大腿骨揺らし（p24〜27）や、肩甲骨まわりほぐし（p30〜31）をしっかり行って横隔膜をゆるめておくと、たっぷりと酸素を取り込めるようになります。

呼吸の基本は「吐く」こと。
どちらの呼吸法も「きちんと吐く」ことから始めましょう。

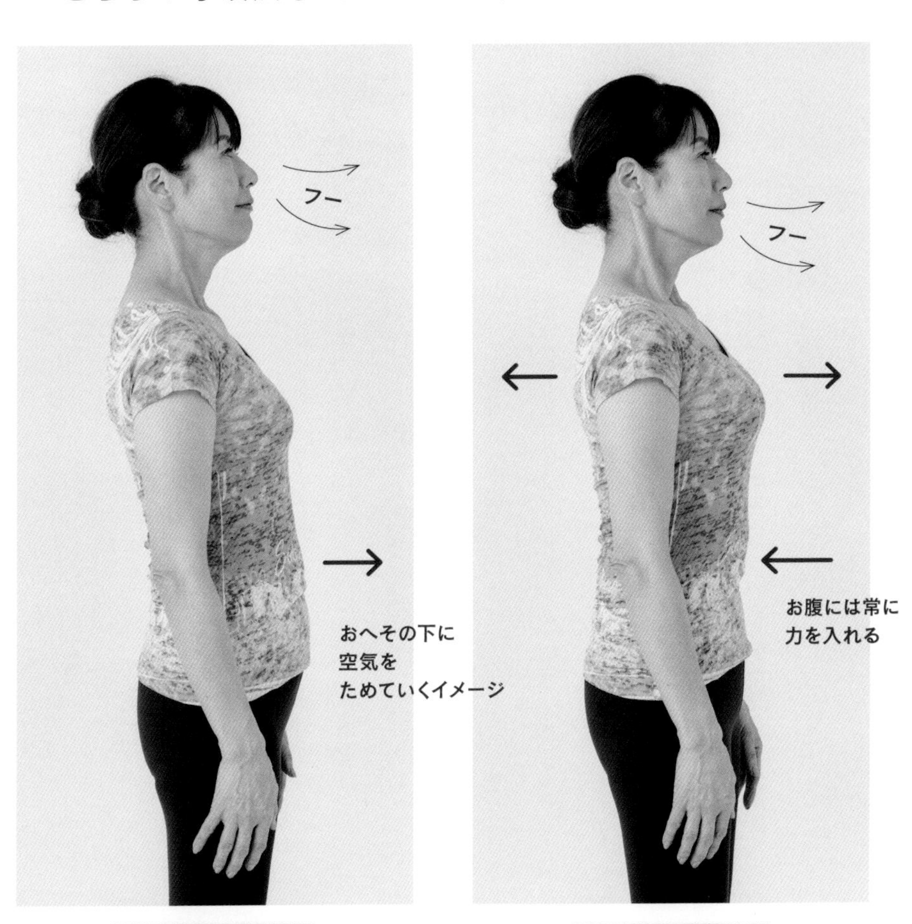

腹式呼吸

**吸うときの倍の長さで
ゆっくり吐く**

6秒くらいかけて、ゆっくり口から息を吐き出し、お腹がへこむのを確認したら、鼻から約3秒かけてゆっくりと空気を吸い、お腹が膨らんでいくのを確認します。

胸式呼吸

**適度な緊張感で
代謝アップ**

息を吐いたら横隔膜を固定するよう、お腹に力を入れ、鼻から大きく吸います。肋骨が前後左右に膨らみます。吐くときもお腹は引き締めたまま口からゆっくり。

目覚めたらまず布団の上でリンパケア

リンパは睡眠中も、体内で排泄される老廃物や、日中、体にたまった余分な水分を回収し、むくみを予防します。ただし、リンパを流す働きをするのは筋肉。睡眠中は筋肉をほとんど動かさないため、リンパは流れにくくなります。唯一、**リンパの流れを促す働きをしているのが、寝返り**。寝返りをうつ際は、体に力が入って筋肉が収縮し、寝返りをうった後には姿勢が安定して筋肉が弛緩。こうした動きで、リンパの流れは促されますが、日中に活動しているときよりもかなり緩やか。リンパは滞りがちです。

朝、目覚めたら、起き上がる前に布団の上でリンパケアを行いましょう。就寝中は体の水分が滞留してむくみがち。寝ている間に固まっていた筋肉をやわらかくほぐすことで、**血液やリンパの流れがよくなり、頭と体がすっきりして、気持ちよく目覚める**ことができます。また、**体の動きがスムーズになり、やる気スイッチもオン**になります。

布団に横たわったままできるケアを左ページにご紹介します。寝ているとき、知らず知らずのうちに食いしばっているので、あごの筋肉をゆるめることから始め、全身を伸ばし

全身を伸ばして滞ったリンパを一気に流す

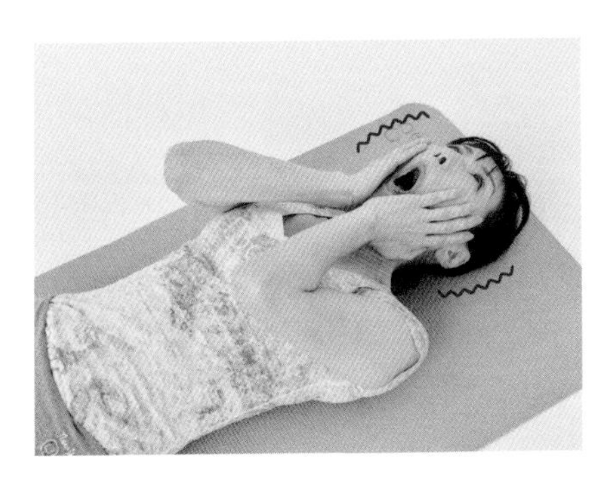

1 あご揺らし（p44～45）を参照して、あごのまわりの筋肉をゆるめます。

2 大の字になって手のひらを上に向け、背中から腰のラインをゆらゆらと動かして、背骨周辺の筋肉をゆるめます。

3 腕を頭上に上げて上半身を伸ばします。下半身はつま先を手前に引いてかかとを突き出す感覚で伸ばし、ひと呼吸置いたら一気に脱力。これをもう一度繰り返します。

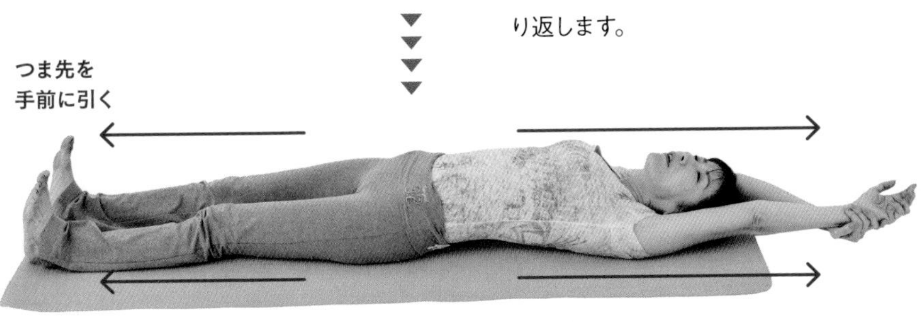

てリンパを流していきます。

頭が後ろに倒れるよう、**枕を首元から背中あたりに敷いて行うと、胸の筋肉がしっかりと伸びます。**

また、ゆったりとした呼吸をしながら行うと、酸素が体内にしっかりと取り入れられ、余分な水分や老廃物を排出しやすい、代謝のいい体づくりに役立ちます。

そのほか、肩がこりやすい人は、きゅっと上げて下ろす、という動きを繰り返しましょう。時間があれば、大腿骨揺らし（p24～27）をプラスすると、下半身の筋肉がほぐれてリンパの流れがいっそうよくなりますよ。毎朝の目覚めがよくなると生活のリズムが整い、内臓も整います。

朝の歯磨きタイムに口の中も外もケア

寝ている間に汗をかくため、朝は水分が不足した状態。**常温の水**（消化器系の弱い人はぬるめの白湯）を飲みましょう。ただし、**その前にまず、歯を磨く**ことをお忘れなく。なぜなら、睡眠中は唾液の分泌が少なくなり、口内の雑菌が増えているから。口内の細菌は虫歯や歯周病のほか、さまざまな全身不調の原因になるといわれています。

歯磨きではなく、**口をゆすぐだけでもOK**。ただし、ただ口に水を含んで吐き出すだけではなく、**口内を洗い流す意識で強めに早く**「クシュクシュクシュッ」とゆすぎましょう。

また、オイルを使って口をゆすぐ、オイルプリングもおすすめ。口内細菌をオイルで絡め取って排出します。ごま油やグレープシードオイルなどを使ってもいいですが、殺菌作用を持つラウリン酸が豊富に含まれるココナッツオイルを使用するとより効果的です。口の中をゆすぐ動きは顔の筋トレ。たるみやシワの解消のエクササイズとしてもおすすめです。

歯磨きの後、時間があれば、口を大きく開けたり、あごを左右に動かしたりするのも小顔効果が大なのでトライして。舌エクササイズ（p46〜47）を行うのもいいでしょう。

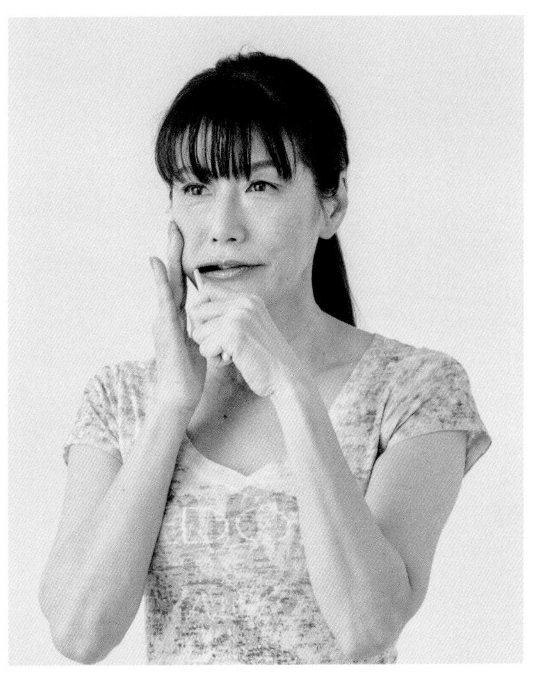

歯磨き

歯ブラシの柄で、口の中の奥の少し痛みを感じる場所に触れます。そのまま4秒、鼻で息を吸って、口から吐き出します。ほうれい線が気になる人は、ほうれい線の下あたりの歯ぐきを軽く押さえて行うと効果的。

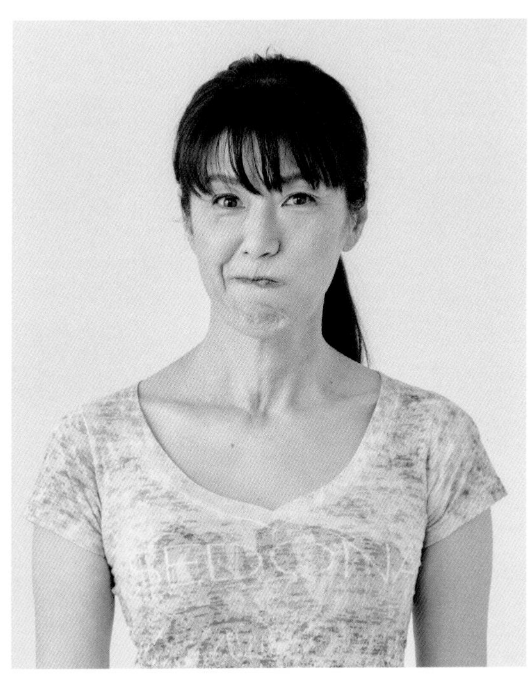

オイルプリング

ココナッツオイルを口に含み、唇を閉じて、口の中全体にまんべんなく行き渡らせるよう30秒程度クチュクチュと動かして。口の中のオイルは雑菌を多く含んでいるので、必ず吐き出しましょう。

デスクワークもリンパの流れを確保して

机に向かう作業を長時間行っていると、リンパの流れを悪くする姿勢になりがちです。足を組む、椅子の背もたれにだらしなく寄りかかる、反り腰になるなどの姿勢はＮＧです。できるだけ体に負荷のかからない、正しい姿勢をとるようにしたいものです。

正しい姿勢とは、まっすぐに伸ばした上半身の上に、ストンと頭が乗った状態。**天井から頭の頂点を糸で引っ張られているようなイメージ**を持つとよいでしょう。パソコンを使用する際は、腕はキーボードに対して水平になるようにセットし、ひじを90度（直角）に。ひざの角度も90度で、足裏全体が床につくよう、椅子や机の高さを適切に調整して。モニターは、目線がまっすぐ正面になる位置が基本。少し目線を下げる場合も、下に30度程度動かす範囲が理想です。顔とモニターは40㎝以上離れるように置いて。

また、筋肉がこり固まってしまうので、**仕事の合間にときどき、筋肉をゆるめるケアを行う**ようにしましょう。左ページのふくらはぎのケア以外にも、大腿骨揺らし（椅子に座ったままのバージョンp27）や肩・ひじ回し（p34～35）も簡単にできて、効果抜群です。

パソコンを使用するとき

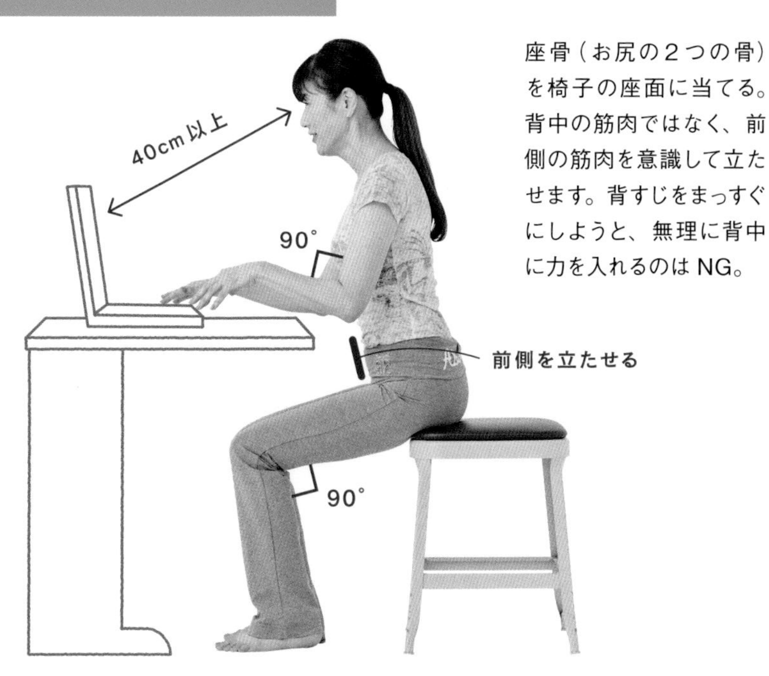

座骨（お尻の2つの骨）を椅子の座面に当てる。背中の筋肉ではなく、前側の筋肉を意識して立たせます。背すじをまっすぐにしようと、無理に背中に力を入れるのはNG。

デスクワークが続いたら

椅子に座ったままで行う「ながらケア」。足を組むような形で、左足のひざに右足のふくらはぎを乗せ、右足を動かして、ふくらはぎをくりくりとほぐします。左足も同様に行います。

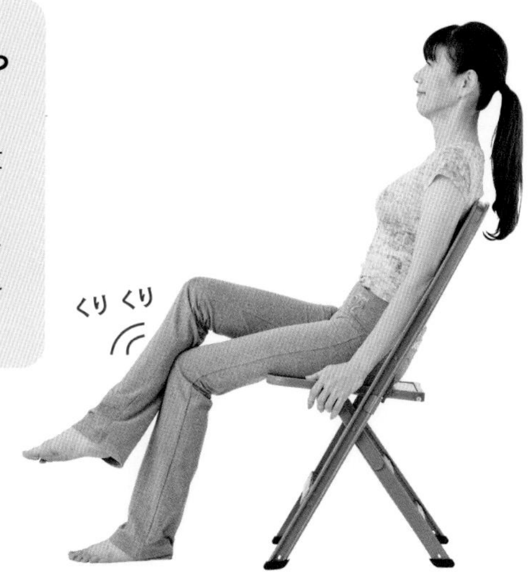

生活の中のなにげない姿勢も要チェック！

デスクワーク以外の日常のちょっとした姿勢も、体に負担がかからないよう意識すると、リンパがきれいに流れる体づくりにつながります。

特に近年、さまざまな不調の原因になっているのがスマホを使用する際の姿勢。下を向いて首を突き出す姿勢を長時間とることが多くなり、ストレートネックや猫背など、不調を招く原因に。リンパの流れも悪くなります。**スマホを使用する際はできるだけ下を向かず、目線のほうにスマホを上げる**、長時間使用を続けない、ちょっと疲れたなと思ったら、こまめに首揺らし（p62～63）をするようにしましょう。

おじぎや正座は和のエクササイズ

毎日の生活の中にぜひ意識的に取り入れたいのが「和の身のこなし」です。たとえば、体幹おじぎ（p40～41）は、無理なく体幹を鍛えるのに最適なエクササイズですが、お手本にしているのは、時代劇で目にする武士のおじぎや、神社の神主さんの礼の動きです。

日本古来の姿勢や所作は体に無駄な負担がかからず、見た目にも美しい動きです。

また、**正座も足首の筋肉をゆるめるのに非常に有効**です。床に座ることにより、普段の生活で使わなくなって癒着しているアキレス腱をゆるめ、ふくらはぎの表層にある腓腹筋（ひふくきん）とその奥のヒラメ筋をゆるめることができるので、ふくらはぎのポンプ機能を促進して、リンパの流れをスムーズにするのに役立ちます。

さらに、ちょっと意外ですが、和式トイレのときの姿勢も、実は便を排出しやすくする理にかなったもの。**太ももと下腹が鋭角になると、肛門括約筋（こうもんかつやくきん）がゆるんで便が出やすく**なります。近年は洋式トイレがほとんどですが、足の形だけ真似するのも効果ありです。

トイレで座るとき

洋式トイレの場合は、足の下に何か台を置くと、太ももと下腹が鋭角になります。背中はまっすぐにキープしたまま、上半身は前に傾けます。

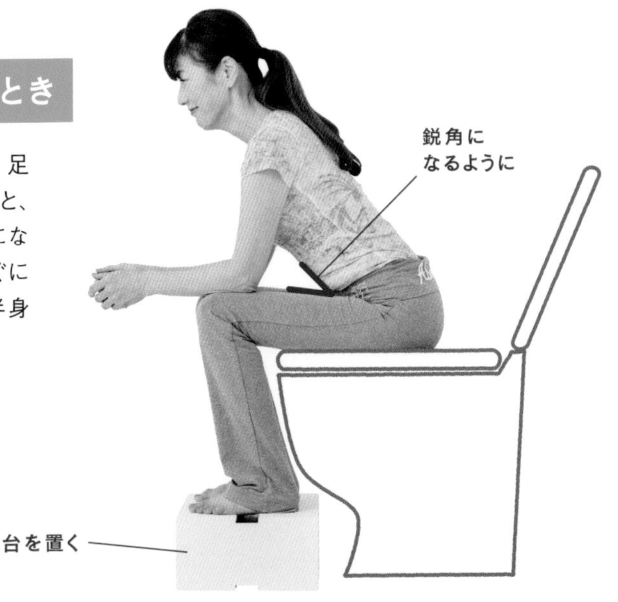

ガードルやハイヒールなど締めつける服装をした後は必ずゆるめて

美しいボディラインに見せるため、ガードルやハイヒールを身に着けることもあるとは思いますが、**こうした体に負荷のかかる格好は、できるだけ短時間に**。

ハイヒールは足をきれいに見せるためには素敵なアイテムですが、やはり、足に負担がかかり、外反母趾（がいはんぼし）や内反小趾（ないはんしょうし）の原因になります。普段はスニーカーを履いて、ハイヒールはおしゃれしたい日だけ、というように限定的にするのがいいでしょう。

締めつけた後のケアの方法

また、ハイヒールを履いた後は、しっかりケアして緊張した筋肉をゆるめることも大切。かかとを常に持ち上げているので、ふくらはぎは極度に緊張し、足全体の筋肉が縮こまっています。**ハイヒールを履いた日は、足をゆるめるケア**（p109）を。アキレス腱を伸ばした後、足の指一本一本を回します。親指は内回し、残りの4本は外回しに。さらに、足の指と手の指を握手させて足首を回しましょう。

ガードルもお腹まわりの血流が悪くなるので、日常的に使用するのは避けたいものです。パーティーでドレスを着るときなど、どうしてもお腹を細く見せたいときだけ限定的に使用すると心がけて。そして、着用後は横隔膜をゆるめる大腿骨揺らし（p24〜27）を行ってリンパの流れを回復させましょう。

体の内側から温められる体になりましょう

着圧ストッキングも避けたいもののひとつ。医師からの指示で医療的に用いる場合は除き、**ただ足のむくみを取るために夜寝るときに着圧ストッキングをはくのはやめましょう。**「足が冷たいと寝つきが悪くなるので、寝るときも靴下をはきたい」という人は、シルクやコットンなど、天然素材のふわっと足を包むようなゆるい靴下やレッグカバーを選んで。

また、リンパがスムーズに流れる体をつくることで、こうした手足の冷えは改善し、寒さに強くなり、下着や靴下を特別に温かいものにする必要はなくなります。リンパケアで寒くない体、自分自身の力で温かくなれる体を目指しましょう。

外からの力で、美しさや温かさを手に入れようとするよりも、**本来、私たちの体が持っているものを最大限に生かすほうが、ずっと効果が高く持続性があります。**丁寧に、正しく整えれば誰もが美しく・健康的になれるということをお忘れなく！

食事で気をつけたいのは糖質のとり方

引き締まったスリムボディを目指すのであれば、食事で気をつけたいのは糖質のとり方でしょう。糖質は体を動かすエネルギーになるものなのである程度は必要ですが、血糖値が高いとか、肥満で悩んでいる人は、たいてい糖質をとり過ぎている傾向があります。

血糖値を一気に上げないこと

ご飯や麺類に含まれる糖質は、体内で消化・吸収され、活動エネルギーとして利用できるよう血液に取り込まれます。こうして血糖値が上昇します。そして、ここで体を動かして、血液中の糖をエネルギーとして消費してしまえばいいのですが、何も活動しないと消費されずに残った糖によって血糖値が高い状態が続き、体内に脂肪として蓄えられます。

また、糖を大量にとって血糖値が一気に上昇すると、それを下げようとしてインスリンが一気に分泌されます。こうして過剰に分泌されたインスリンは、今度は血糖値を一気に下げ過ぎてしまい、眠気や倦怠感を引き起こします。こうした血糖値の乱高下は「血糖値スパイク」と呼ばれ、肥満の原因になるだけでなく、血糖値が急激に上下することによって活性酸素を発生させ、血管を傷つけて老化を促すことにもつながります。糖質のとり過ぎによる血糖値の急上昇を招かないよう、適量を賢く摂取しましょう。

そのためには**丼物や麺類は避ける**こと。また、**肉や魚、野菜のおかずをまずしっかり食べてから、最後にご飯を少量食べる**という習慣をつけましょう。先に食べたおかずに含まれるタンパク質や食物繊維が糖質の消化・吸収を抑え、血糖値の急上昇を防ぎます。

食べ方も大切。よく噛んで舌を動かして食べ物を唾液と混ぜることで、お通じも断然よくなります。

夜はあまり活動しないので糖質を控える

また、育ち盛りの子どもを除けば、夜は糖質を控えるほうがいいでしょう。そもそも糖質は活動エネルギーになるもの。夕食後にはあまり活動しないのですから、糖質はそれほど必要ありません。それなのに活動している日中と同様、またはそれ以上に糖質をとってしまったら、余ってしまって肥満につながるのは当然ですね。**朝食と昼食では、ご飯やパンなどの主食をしっかり食べて、夜は控えめにする**という食事スタイルがおすすめです。また、ダイエットで過度なカロリー制限が続くと、体は飢餓状態に。次にとった食事で不足した栄養を補給しようと、一気に体が糖質や脂質を吸収してリバウンドを招いてしまいます。

タンパク質は毎食欠かさずに油は種類に気をつける

「リンパがきれいに流れる体をつくるための食事法」というものは特にありません。基本的に何を食べてもいいのですが、「これが体にいい！」と言われたものを集中的に食べるのはよくありません。栄養が偏って体調を崩す原因にもなります。

食べ物にはさまざまな栄養素が含まれていて、それぞれ、お互いの働きをサポートしながら、体をつくったり、調子を整えるように働いたりするのです。**いろいろな食材を食べて、バランスよく栄養をとる**というのが、当たり前のようでいて実はとても大切なことです。そのうえで、美しく健康的な体をつくるための材料として、いくつかの栄養については、欠かさないように意識してとるといいでしょう。私たちの体は何十兆個もの細胞からできているといわれていますが、こうした細胞をつくっているのはタンパク質です。**タンパク質が豊富な、肉・魚・卵・乳製品・大豆製品のいずれかを毎日3食とる**ことを心がけて。

また細胞膜を構成するのは脂質。おもに魚介類に含まれるＤＨＡ・ＥＰＡや、亜麻仁油・えごま油に含まれるα-リノレン酸など、**オメガ3脂肪酸を積極的にとりましょう。**

オメガ3脂肪酸には、細胞膜をやわらかくして全身の細胞を若々しく保つ、血管をしなやかにして動脈硬化を予防して全身の健康に役立つ、などの働きがあります。また、脳細胞もやわらかく保って認知症も予防します。

オメガ3脂肪酸は体内ではつくり出すことができないので食べ物から摂取すべき必須脂肪酸。同じく必須脂肪酸のオメガ6脂肪酸とバランスよく摂取を。

そして、「食べてはいけない」わけではないですが、やはり「甘いもの」は美しく健康的な体をつくることにおいてはマイナス。ご褒美として、特別なときに食べるぐらいに。食べるときは「幸せだな〜」と思って、存分に味わって食べましょう。罪悪感を感じながら食べると満足感が得られず、さらに欲求が高まります。

もちろん、暴飲暴食は厳禁。「腹八分目」を心がけて。そしていちばん大切なこと……。食べ物はすべて命からできています。そのことを意識して**ひと口ひと口感謝していただきましょうね！**

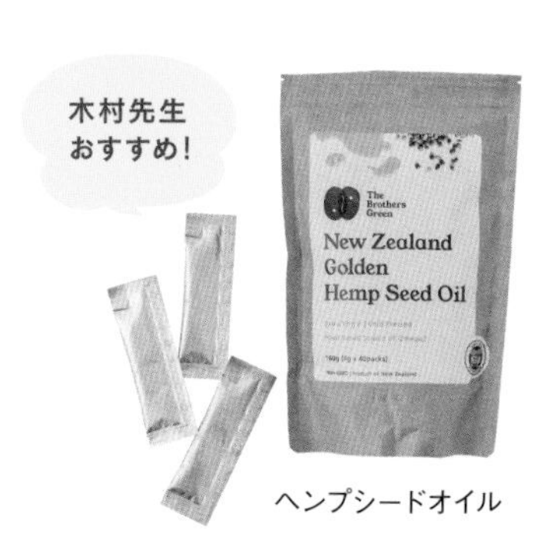

ヘンプシードオイル

オメガ3とオメガ6の理想バランス！

必須脂肪酸のオメガ3とオメガ6は、1:2の割合で摂取するのが理想です。私が毎日摂取しているヘンプシードオイルは、オメガ3とオメガ6が、この理想の摂取バランスで含まれています。スープやサラダなどにかけるのがおすすめ。

光も音も消して脳への刺激を完全オフ

「十分睡眠をとったはずなのに疲れがとれていない……」と感じるときは、睡眠環境を見直してみましょう。**眠るときは基本的に、音も光もない状態がよい**といわれています。睡眠は体だけでなく、脳をリセットするためのものなので、刺激を与えないようにする必要があるからです。音楽を聴きながら眠るという方もいるかもしれませんが、寝ている間も、脳は音を聞いてしまうので休むことができません。無音だと寝つけないのであれば、タイマーをかけ、寝入りばなには、自然と音楽が切れるようにするといいでしょう。

布団はややかためがおすすめです。やわらかいと体が沈んでしまって、寝返りが打ちにくくなり、体がこる原因に。枕選びで苦労している人も多いですが、朝起きたとき首がこっているのは、枕が合わないせいではなく、もともと首がかたいのと食いしばりが原因。枕で解決しようとせず、**体をやわらかくするケアをすれば、どんな枕でも合うし、枕は必要なくなります**。布団に入ったら、左ページの眠る前のリンパケアで体をゆるめると、一日の活動でどこがかたくなるのか自分でチェックもしながら、スムーズに睡眠に入れます。

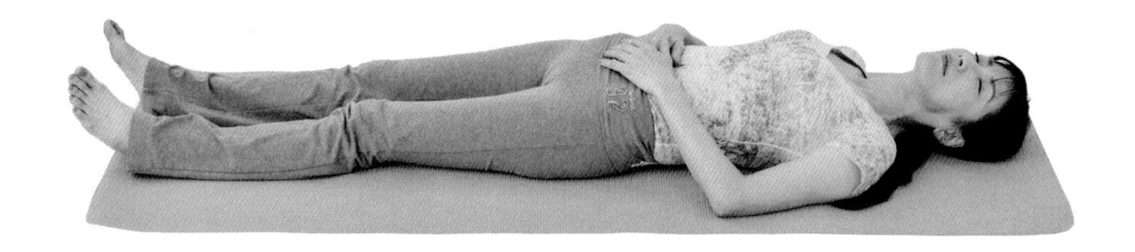

首がやわらかくなれば枕は必要なし！

首がかたい人は枕がないと眠れませんが、首がやわらかければ枕は不要です。逆にあると首がこってしまいます。枕なしで横向きに寝てみましょう。朝起きて首が痛い場合は、首揺らし（p62 ～ 63）で首をゆるめてリセットして。

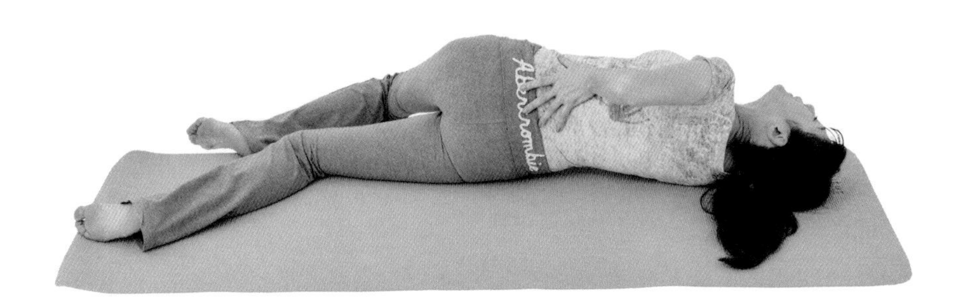

寝つきがよくなり、目覚めもすっきり！

寝る前におすすめのリンパケア。横向きに寝て、左ひざを前に出して体をひねり、左手を腰に、右手をわき腹に添えます。目を閉じて自然に呼吸しながら、骨盤をゆっくり揺らして微振動をかけます。反対側も同様に。いつの間にか眠ってしまうくらいリラックス状態に！

入浴前に頭皮のリンパを流れやすく

つやのある美しい髪を育むのは、健康な頭皮。白髪や抜け毛、髪のダメージを防ぐには頭皮のケアが欠かせません。なぜなら、健康な髪は、頭皮を流れる毛細血管から、酸素や栄養をたっぷりと受け取り、**細胞の代謝によって排出された老廃物や二酸化炭素を細胞間を流れるリンパがスムーズに回収することで育まれる**からです。そのためには、**頭皮をふっくらと、やわらかくゆるめる**ことが必要です。

頭皮の上半分には筋肉がなく、頭蓋骨を覆う薄い帽状腱膜(ぼうじょうけんまく)が周辺の筋肉とつながっています。そしてこれらの筋肉も隣接する筋肉とつながり、またその筋肉も隣接する筋肉とつながり……。まさに頭のてっぺんからつま先までつながっています。ですから、**頭皮をゆるめる前に、全身の筋肉を十分にほぐす**ことが大切。大腿骨揺らし(p24〜27)、肩甲骨まわりほぐし(p30〜31)が頭皮の血流・リンパの流れを促す土台になります。

かたくなった頭皮を強くもんだり引っ張ったり、ブラシで激しくケアするのはやめましょう。頭頂部の帽状腱膜は薄い膜のため、傷ついて炎症を起こすなどのトラブルに。

ブラッシング

ブラシで髪の毛全体をとかして、ちりやほこり、花粉などを落とします。その後、ブラシで軽く頭皮を叩きます。頭頂から側頭、耳の後ろ、後頭、首へ。

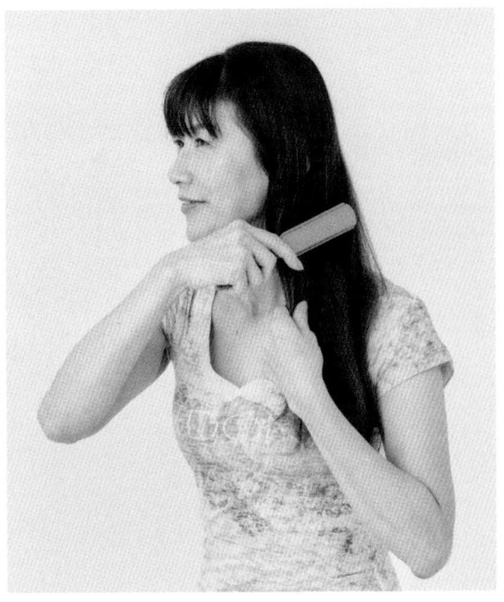

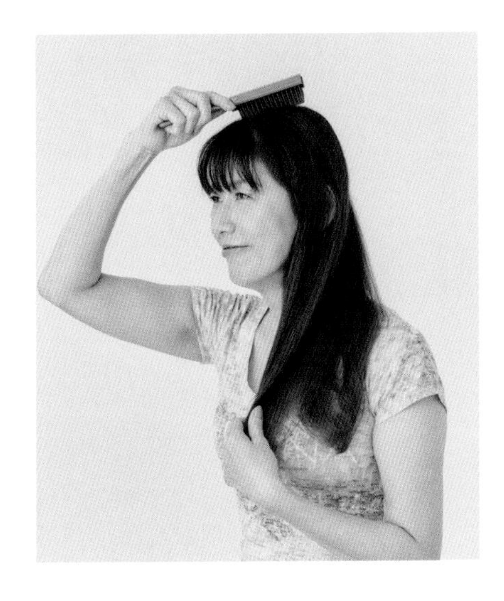

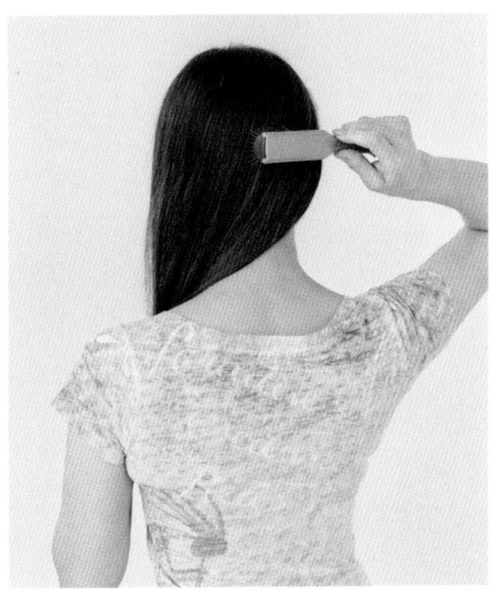

洗髪するときは…

首の前側が詰まらないよう顔は上げて、額側からシャワーをかけます。毛髪ではなく頭皮を洗うイメージで頭皮をほぐすように洗いましょう。

入浴タイムはリンパケアに最適！

「冷え」を改善するにはお風呂で体を温めることはとても大事ですが、実は「温める」以上に、**お風呂から出た後に「冷めないように」する**ことも大切。お風呂で温まって、広がった血管が収縮しないうちに、布団に入るようにしたいものです。

お風呂は、美しく健康的な体をつくるためには、夜ゆっくり湯船に浸かることをおすすめします。それは、**体をケアするにはよい睡眠が必要であり、体が温まった状態で寝ることでよい睡眠が得られる**からです。**半身浴をしたり、足首を温めたりする**だけでも違います。腰から下に全身の約7割の筋肉があるので、下半身の筋肉を温めてやわらかくすると、冷え解消、疲労回復など、さまざまなメリットがあります。私はお湯にエプソムソルト（硫酸マグネシウム）を入れています。深部体温を上げてくれるので寝るまで冷めません。

また、**湯船に浸かってリンパケア**（左ページ）を行うのもおすすめです。下半身の筋肉がほぐれて血行もよくなっているので、より効果的です。足の指先、足首・アキレス腱がかたくなっていると下半身の血流が悪くなるので、湯船の中でケアしましょう。

足首とアキレス腱をゆるめて血流アップ

1

強度 4

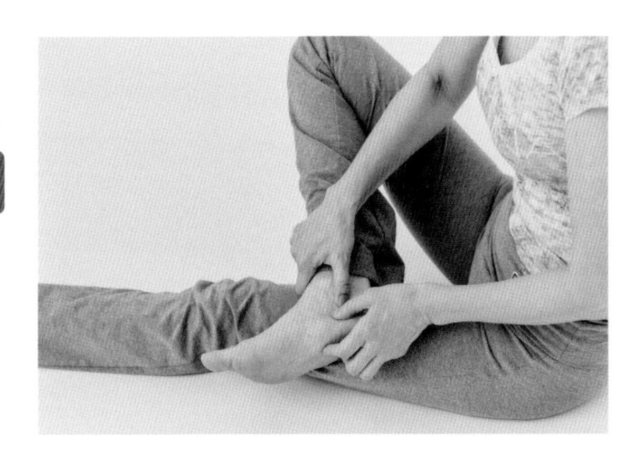

片方の足を両手でつかむようにして持ち、両方の親指でかかとの内側をぐりぐりっと押します。外側も同様に。反対側の足も行います。少しイタ気持ちいいくらいの強さで。ほかのところよりもちょっと痛いなと感じる場所は少し重点的に押します。

2

強度 3

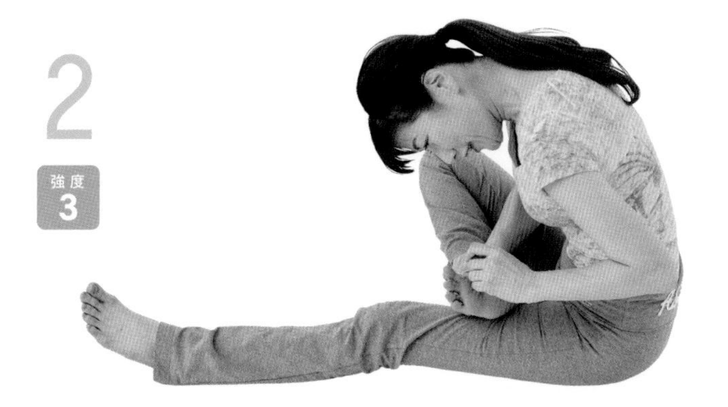

右手で右足首をつかみ、左手で右足の指をつまんで回します。親指から小指まで回したら、もう1回繰り返して2セット行います。反対側の足も同様に。足の指と手の指で握手をするように指を交互に挟んで、足首を回すのもいいでしょう。外回しも内回しも行って。

体の声を聞いて必要なものを取り入れる

リンパケアというのは、自分の体の中にあるものを最大限有効活用できるように調整するというのが、基本的な考え方です。今、私たちの体の中にある水分の量というのは、ある程度決まっていますが、それが必要なところに届いていないために乾燥やシワになり、不要なところに多く滞留しているからたるみやむくみになっているので、それらを不要なところから必要なところへ移動するよう促すケアなのです。

こうした「今あるもの」を利用することをベースにしつつ、さらによい状態になるようにしようとすると、やはり体の外から何かをプラスする必要が出てきます。つまり、**自分に合った漢方やサプリメントをとるということは、自分の今のポテンシャルよりも、さらに高い状態にするの**にとても有効な方法です。

もちろん、基本となるのは毎日の食事ですが、サプリメントというのは食べ物よりも**コンパクトに濃度の高いものが凝縮されて入っている**ので、それを体に入れることで普段、食物から摂取する以上の効果が得られます。

体全体の力を底上げする漢方

漢方はたくさんの生薬の組み合わせでできています。特定の生薬が特定の症状に効いているというよりは、**細胞を元気にして、体全体の力を底上げする**というのが基本。

そしてそれが、その人の証（しょう）に合うと穏やかに効くというのが漢方です。ですから、**漢方を長年飲んでいる人は、年を取っても肌がきれいな人が多い**ようです。同じ漢方を飲んでも、人によって作用の仕方が違うので、薬剤師はその人の体質を見ながら処方していきます。

ご自身で、薬局で購入したものを飲んでいるという人もいると思いますが、その場合も、自分自身の体を注意深く観察して、その漢方が自分にどう効いているかを見ながら、飲むことが大切です。

おすすめの漢方

肩こりには「葛根湯（かっこんとう）」

「葛根湯」は風邪薬というイメージを持っている人も多いと思いますが、実は筋肉をゆるめるもの。ひどい肩こりで頭痛が起きる人は飲むとラクになります。お通じをよくするための「防風通聖散（ぼうふうつうしょうさん）」はダイエット、便秘解消にもいいです。

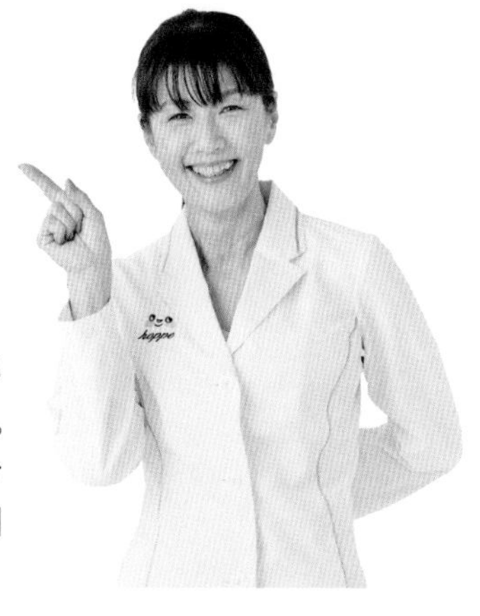

姿勢と足の動きでインナーマッスルを活性化！

普段なにげなく行っている「歩く」という動作を少し意識して行うようにしましょう。**普段の生活ではなかなか鍛えにくい場所の筋肉を鍛え、リンパの流れもよくすることのできる、効率のよいエクササイズ**になります。

歩く際は左右の足を交互に前後させますが、このとき意識して動かすのは股関節から下ではなく、**お尻を含めた腰までを足と思って動かします**。足の太い骨、大腿骨を前後に動かすことで、大腰筋を動かす意識を持って歩きましょう。この歩き方をマスターすることで、体幹の筋肉を鍛えることができ、さらに横隔膜をゆるめることもできます。

お手本にしたいのは能や狂言で行う日本古来の歩き方です。頭を上下させずに、足を太ももから前に出します。背中も自然とまっすぐになり、骨盤を立てることができるので、見た目にも美しい歩き方です。腰から下をひねるように歩く「モデル歩き」は、大腰筋に力が入らず、肩に余分な力が入るので、普段の歩き方としてはおすすめできません。

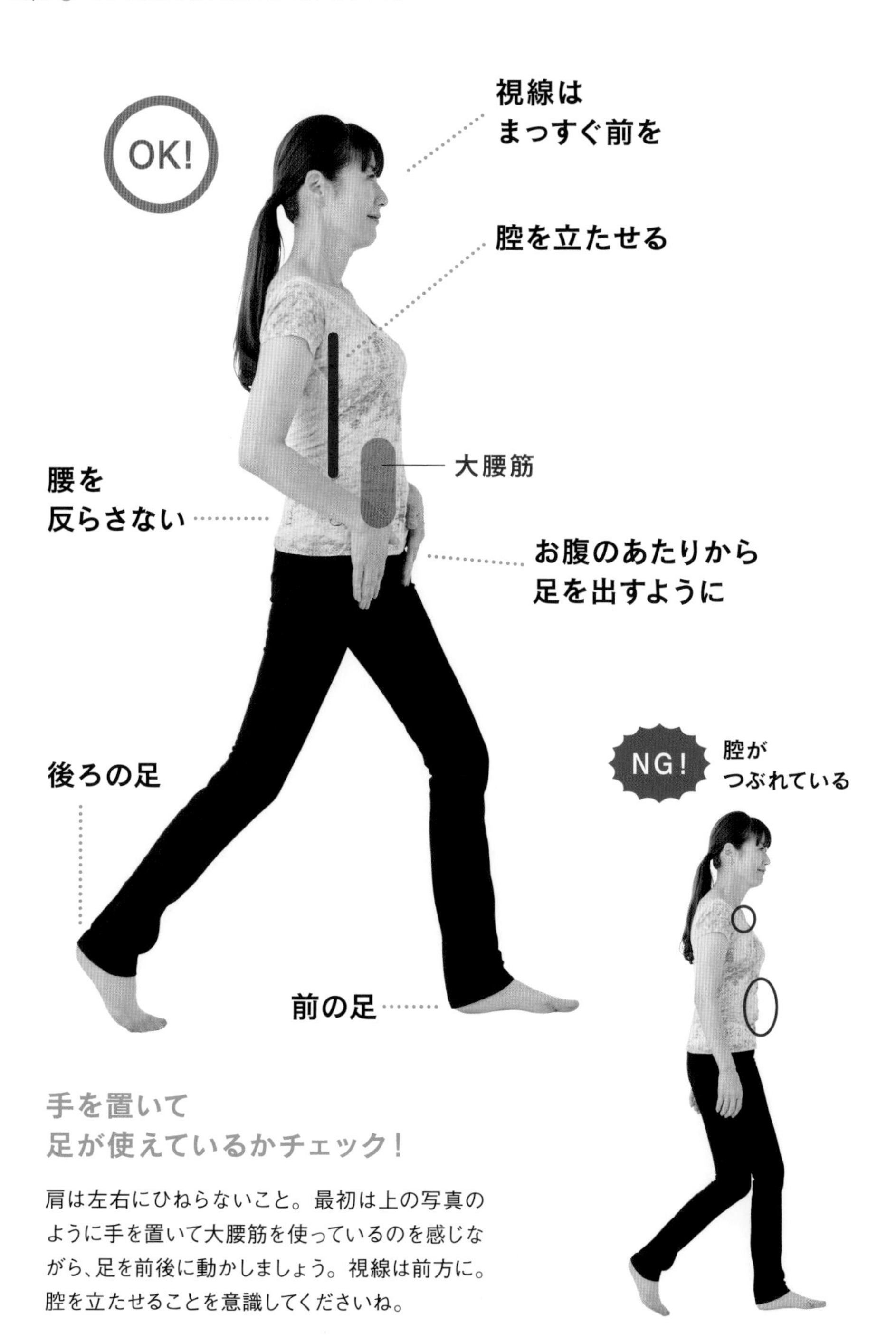

手を置いて
足が使えているかチェック!

肩は左右にひねらないこと。最初は上の写真のように手を置いて大腰筋を使っているのを感じながら、足を前後に動かしましょう。視線は前方に。腔を立たせることを意識してくださいね。

Column

脳の最先端研究でも注目のリンパ将来、認知症予防にも役立つことに期待！

10年ほど前までは、「脳組織にリンパ液の流れはない」と言われていました。しかし、2012年に米国の研究者を中心とした研究により、「脳の中にもリンパと呼ばれるものに近い性質の物質がある」ということが明らかになりました。この研究では、**脳のリンパ液の流れが、アミロイドβタンパク質などの脳の老廃物の排出機能に関係している**とされています。

アミロイドβとは、アルツハイマー型認知症患者の脳に見られる、老人斑（脳内のシミのようなもの）を構成しているタンパク質で、近年の認知症予防の研究において注目されている物質です。健康な人の脳にも存在し、通常は脳内のゴミとして短期間で分解され排出されますが、正常なアミロイドβよりも大きな異常なタンパク質ができてしまうと、排出されずに蓄積してしまいます。アミロイドβは認知症を発症する20年も前から脳にたまり始めているといわれていますので、認知症予防には40代からの生活習慣が大切です。

アミロイドβが蓄積されるメカニズムはまだ明らかになっていませんが、**睡眠が重要なカギを握っている**ようです。睡眠不足は認知症リスクを高めるともいわれていますので、良質な睡眠を心がけたいものです。

今後、脳内のリンパの流れと認知症予防についての研究が進められていくことに期待しています。

Chapter 4

より効果を実感するために

私たちの健康と美を司る リンパの働きを知る

リンパケアを行っているうちに、さまざまな不調が改善されたり
気になっていたむくみやたるみが軽減されたりするなど
その効果を実感することも多いでしょう。
リンパの働きをより深く知って、そのケアの大切さを実感しましょう。

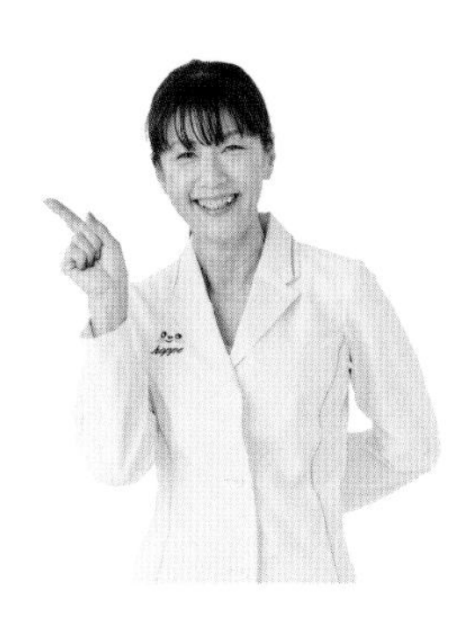

全身をくまなく巡って体を整える

「リンパ（lymph）」とは、「リンパ管」と、リンパ管の中を流れる「リンパ液」、そしてリンパ管の随所に存在する「リンパ節」の3つの総称です。

心臓から全身に送り出された血液の一部は、毛細血管の壁の小さなすき間から染み出し、細胞と細胞の間を満たす細胞間組織液になり、リンパ管に取り込まれてリンパ液となります。リンパ管は静脈に沿って全身に張り巡らされていて、スタート地点は手足の末端の毛細リンパ管。これが合流して集合リンパ管となり、集合リンパ管がさらに集まってリンパ本管となり、最終的には、**鎖骨下のリンパ節から静脈へ注ぎ込む**。これがゴールです。

また、リンパ管の随所にリンパ節と呼ばれる粒状の器官があり、リンパ液の中を流れる病原菌やウイルス、老廃物の毒素を食い止め、浄化する働きをしています。

このように、リンパは体内で大きな2つの役割、ひとつは**体内の老廃物を回収して排出する「デトックス機能」**、もうひとつは**抗原（病原菌やウイルス）の侵入を防いで感染症などから身を守る「免疫機能」**を担っているのです。

リンパ節が特に集中しているのは関節

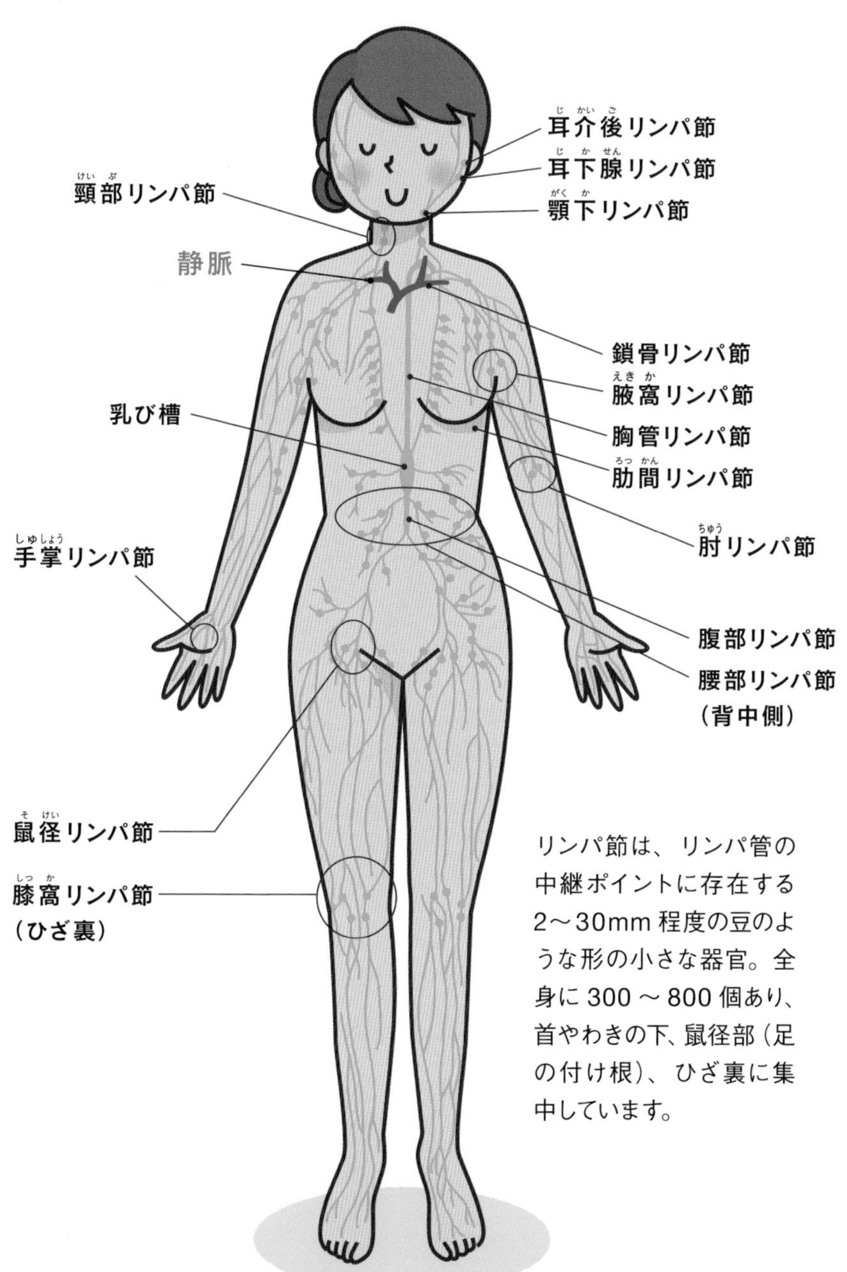

リンパ節は、リンパ管の中継ポイントに存在する2〜30mm程度の豆のような形の小さな器官。全身に300〜800個あり、首やわきの下、鼠径部（足の付け根）、ひざ裏に集中しています。

二酸化炭素や老廃物を回収して、浄化する

リンパが体内で担っている重要な役割のひとつが浄化作用です。活動エネルギーを利用したり体をつくる材料にしたりするために必要な酸素や栄養は、心臓から送り出された血液によって全身の細胞に届けられます。血液の血しょう（血液の液体成分）は、毛細血管の隙間から染み出して、細胞間の組織液となって細胞のまわりを取り囲みます。各細胞はこの組織液の中にある酸素や栄養を受け取ってエネルギー代謝や細胞の合成を行い、代わりに二酸化炭素や老廃物を排出します。

細胞の周囲の組織液は、これらを回収して、リンパ管へと移動。リンパ液となってリンパ管を流れ、心臓へと向かいますが、その途中、**要所に存在するリンパ節で浄化**されます。**リンパ節にはフィルターのような構造の組織があり、老廃物を除去しリンパ液をクリーンな状態にしてリンパ管へ戻します**。こうして鎖骨下のリンパ節に戻ってきたリンパ液は、静脈へと合流し、心臓へ。こうしたリンパの流れが滞ると、排出された二酸化炭素や老廃物が回収されず、体のあちこちで滞って、さまざまな不調の原因となります。

リンパが回収・浄化するしくみ

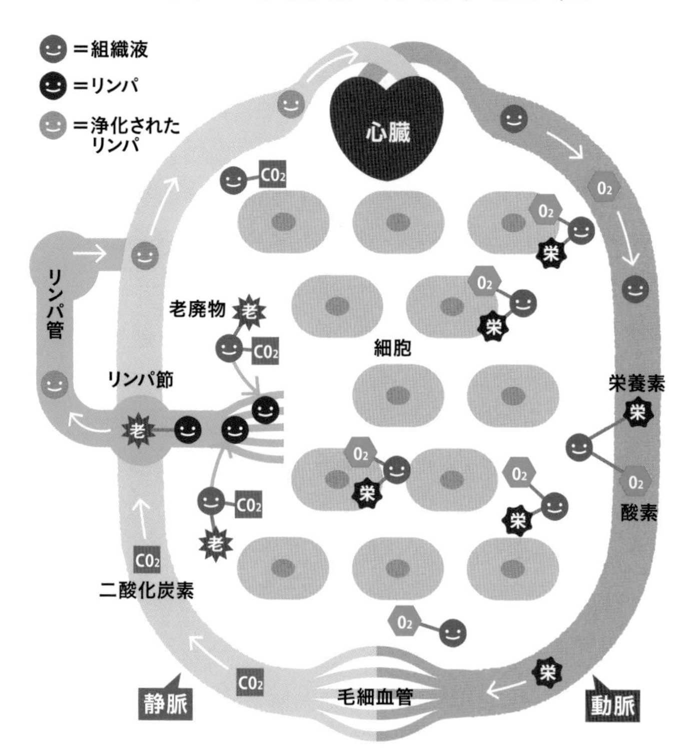

血管内から染み出た血しょうは組織液となって、体の各細胞に新鮮な酸素や栄養素を供給。細胞の新陳代謝によって排出された老廃物や二酸化炭素を回収して、リンパ管に運びます。そして、リンパ節で老廃物を浄化します。

細胞間の組織液がリンパ液に

毛細血管から染み出た血液が組織液となり、組織液がリンパ管に入ってリンパ液になります。

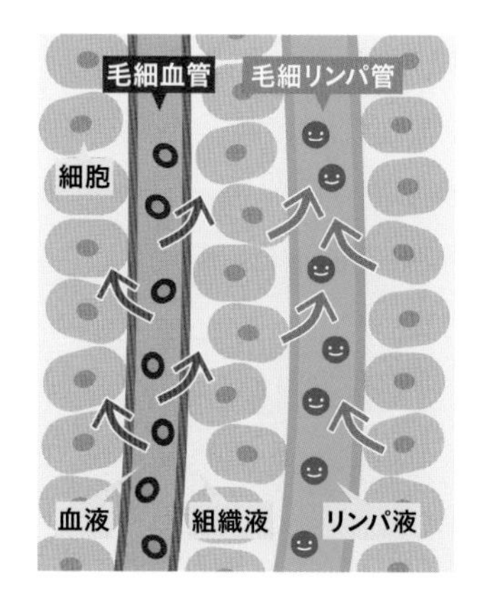

免疫機能を司り、体を外敵から守る

リンパの働きとしてもうひとつ重要なのが、免疫機能です。**侵入してきた抗原（病原菌やウイルス）を退治してさまざまな感染症から体を守り、健康な状態を保つように働く免疫細胞は、リンパに数多く存在**しています。特に、リンパ管の中継ポイントにあたるリンパ節には多くの免疫細胞が集結し、侵入してきた抗原に対して、免疫細胞はそれぞれに自分自身の役割を果たし、チームワークで戦います。

たとえば、外敵に対して最初に働くのが「マクロファージ」。侵入してきた外敵はなんでも食べて退治する大食漢です。「好中球」も外敵を食べて処理してくれます。それでも負けずに侵入してくる外敵に対しては、「マクロファージ」や「樹状細胞」が連絡係として働き、司令塔の「ヘルパーT細胞」に敵の情報を伝達。情報を受け取った「ヘルパーT細胞」の指示により、「キラーT細胞」や、抗体を作って戦う「B細胞」などが働いて、外敵を撃退します。さらに、「メモリーB細胞」は退治した抗原を記憶して次の侵入に備える機能も。また、「NK（ナチュラルキラー）細胞」は常に体内を巡回し、外敵を見つけて処理します。

外敵と戦って処理、リンパを常にクリーンに

リンパ節が腫れる、発熱する、痛むといった症状は、これらの免疫細胞が外敵と戦っているサインです。また、リンパ節で撃退された病原菌の残骸は、「マクロファージ」と呼ばれる貪食細胞が処理しています。

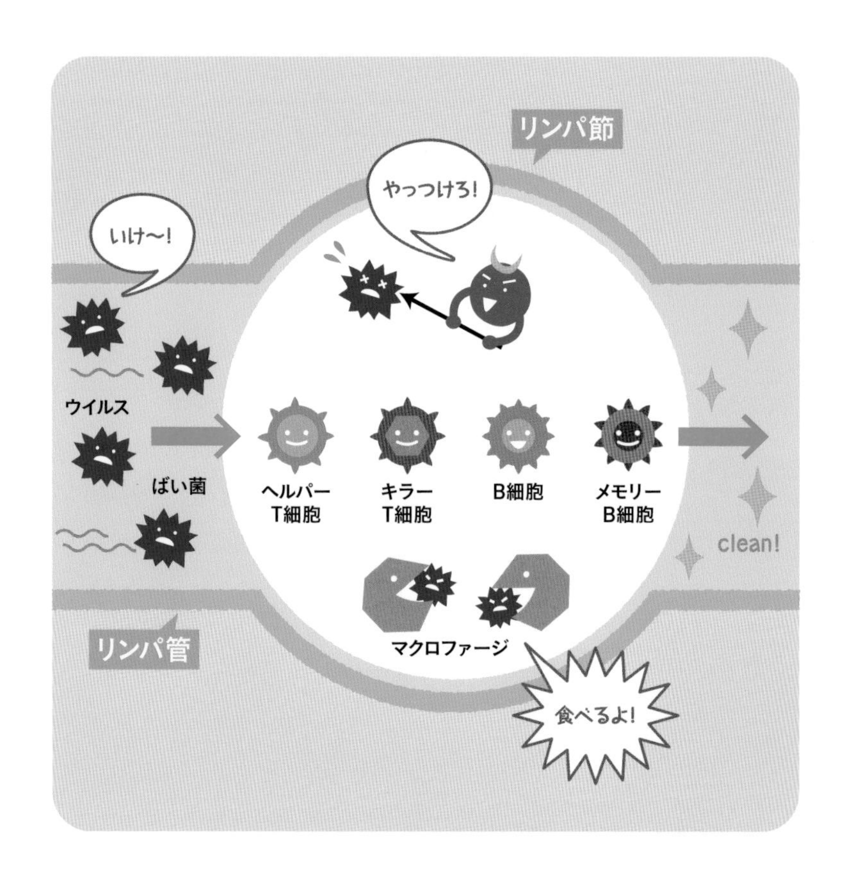

もっと美しく&元気になるためのリンパケアQ&A

Q1

一日のサイクルの中でいつ行うのがいいでしょうか?

どの時間帯でもOK!
習慣にしやすい時間帯で

睡眠前に筋肉をゆるめると安眠効果が得られ、成長ホルモンの活性化にも役立ちます。逆に、起きてすぐに行えば、睡眠中に停滞していたリンパの流れが促進されて、活動しやすくなるというメリットが。どの時間帯に行っても効果があるので、続けやすい時間帯に行いましょう。

Q2

長時間行ったほうがより効果が出ますか?

1日5分でも毎日続けて
時間があるときはじっくりケアを

短時間でも「毎日続けること」が大切。ただし、ある程度まとまった時間行ったほうが効果を実感しやすいのは確かです。時間があるときは30分くらいを目安にじっくりと。もちろん、ツライと感じたら無理せずストップ。

Q3

食後や飲酒後に行っても大丈夫ですか?

ケアを行うことは問題ナシ
気分が悪くなる場合は避けて

ケアを行うことは問題ありません。むしろ、内臓の働きが活性化するので、消化促進や二日酔い予防になります。ただし、食べ過ぎや飲み過ぎでケア中に気分が悪くなる場合はお休みに。常に体の声を聞いて、無理をしないことが大切です。

Q4

生理痛がひどいのですが効果はありますか？

血流改善＆自律神経安定で生理トラブルにも効果アリ

筋肉をゆるめるケアをすることで血流がよくなり、周期が安定する、生理痛が軽くなるなど、生理トラブルにお悩みの方にもおすすめです。生理中の痛みを軽くする効果もありますが、痛くてツライというときは無理に行わないで。

Q5

リンパケアを避けたほうがいい人は？

妊娠中の人や疾患のある人は必ず医師と相談してから

妊娠中の女性や、がんなどの腫瘍のある人、血液関係の疾患がある方には、原則としておすすめしていません。そのほかにも、持病や体のどこかに痛みのトラブルのある方は、必ず医師と相談のうえ、許可が出た場合にのみ行ってください。

Q6

どのくらいで効果が出てきますか？

1回のケアでも効果を実感！２週間を目安に長期プランも

効果の感じ方には個人差がありますが、基本的には1回のケアでも、足が軽くなったなどの効果を実感される方が多いです。また、お悩みの種類によっては時間のかかるものもあるので、まずは２週間を目安にトライしてみましょう。

Q7

1つのメソッドを集中的に行うほうがいいでしょうか？

基本メソッドで土台づくり後はお好きなものをチョイスして

Chapter1でご紹介した基本メソッドを続けていれば、後はお好きなものをプラスしてOK。気になる部分をケアする1つのメソッドをじっくり重点的に行ってもいいですし、いろいろなメソッドを少しずつ気分でプラスするのもGood！

Q8

薬を飲んでいても ケアを行って大丈夫？

抗凝血剤を服用している人は 必ず医師と相談してから開始

ワーファリンなどの抗凝血剤を服用している場合は、必ず医師に相談してから始めてください。許可が出てケアを行う場合も、しっかり経過を観察しながら続けましょう。それ以外の薬は、特にリンパケアに問題のあるものはありません。

Q9

年齢が高い人は効果が 出にくいですか？

若々しい心と体をつくるのは 美をあきらめないハートから

リンパケアの効果に年齢は関係ありません。また、この本でご紹介している、体幹や足の筋肉を鍛えるメソッドを行うことで、リンパが流れるようになるだけでなく、運動機能も上がり、転倒予防にも効果があります。

Q10

血圧が高いのですが 問題ないでしょうか？

リンパの流れを改善することで 血流がよくなり血圧も安定

リンパケアは血圧を安定させる効果も期待できます。リンパがスムーズに流れることで血管の老廃物が一掃され、血液が流れやすくなります。また、副交感神経が優位になって血管がゆるみ、血管の負担が軽くなります。

Q11

毎日続けないと 効果は 期待できませんか？

無理のない範囲で毎日を目標に 「ながらケア」が強い味方です

できれば毎日、短時間でもいいので、筋肉をゆるめるケアをするといいでしょう。忙しくて特別にケアの時間が取れないという人には、「ながらケア」がおすすめ。電車の中や仕事の合間などの細切れ時間を使って、毎日無理なくケアを。

Q12

メイクをしたまま
顔のケアをして大丈夫？

**メイクをしたままケアしてもOK
落としてからならより Good!**

肌をこする動きはほとんどないので、メイクをしたままでも肌への悪影響はありません。ただ、落としてからのほうが、ゆったりリラックスしてできるのでおすすめ。もちろん、外出先ではメイクをしたままで OK。

Q13

リンパケアだけで
痩せられますか？

**脂肪燃焼効果が高まり
引き締まったボディに**

リンパケアを続けることで代謝がよくなって基礎代謝量がアップ。太りにくく痩せやすい体になります。体重が減るというよりも、たるみが解消して、体幹が鍛えられ、筋肉量も増え、メリハリのあるボディになります。

Q14

パートナーとお互いに
ケアすることは
できますか？

**一部のケアはパートナーと
お互いにケアし合うことも可能**

リンパケアは、基本的には自分自身で行うセルフケアのメソッドですが、頭皮ほぐしや足もみなど、お互いにケアできるものもあります。また、ケアの後の優しくなでて慈しむステップをパートナーにお願いするのもいいでしょう。

いちばん大切なのは
続けることです。
自分と向き合いながら
ゆったりとした
気持ちで
やっていきましょう

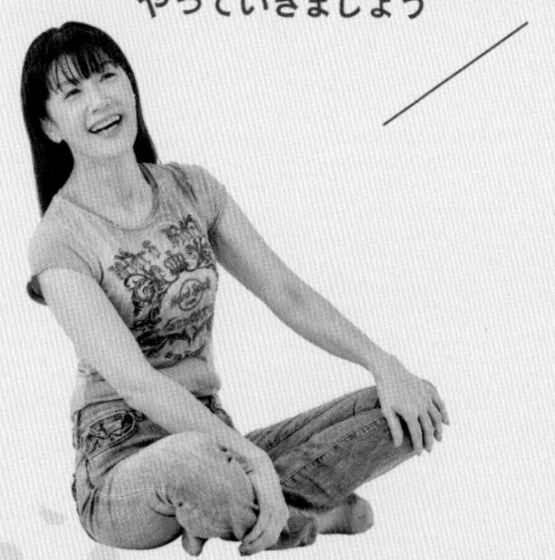

おわりに

限界を決めないで、理想の自分をイメージ！ポジティブマインドで、自分を慈しみましょう

「ノミのジャンプ」の話を聞いたことがありますか？　ノミは本来、２ｍくらいの高さまでジャンプできる力を持っているそうです。でも、そのノミを高さ50㎝ほどの箱に入れてふたを被せると、ノミは当初、天井にぶち当たってもめげずに何度も跳びますが、それを繰り返しているうちにやがて「自分は50㎝以上跳べない」という「限界」を感じて本当に50㎝しか跳ばなくなるそうです。そしてその後、箱のふたを取っても、もう50㎝しか跳べないそうです。

これは**自分の中に「心理的限界」をつくってしまうと、その限界を超えられなくなる**、という例。皆さんの中にもこのノミと同様に自分のジャンプの限界を決めてしまっている人がいるのではないでしょうか？「もう年だから」と言って、理想の体になることをあきらめていないでしょうか？

皆さんは自分の年老いた姿をどのようにイメージしていらっしゃいますか？

もし、美しさとはほど遠い、とても残念な姿をイメージして、「こんな姿になるなんて！」と嘆いて不安に思っているとしたら、おそらく、そのとおりの姿になってしまうでしょう。人は、自

分が心配していたとおりに老けていきます。
また、老いた姿を心配するあまり、ひとつシミが消えても、「まだここにもある、またこっちにもシワができた！」と、常に、悪いところをどんどん見つけては落ち込んでしまう……。これも、心理的に自分を追い込んでいる状態です。逆に、「ひとつシワが消えた！」と、小さなことでも喜びを感じ、もし、ひとつシワが増えたとしても、「まぁそれくらいは、いいんじゃない？」というくらいの気持ちで受け流せれば、不思議とどんどんきれいになっていくのです。
私たちの「美」のカギを握っているのは、ポジティブなマインド！
世の中には美しく年を重ねた先輩たちがたくさんいます。そうした理想の女性をイメージして、楽しく、明るく、私と一緒に年を重ねていきませんか？

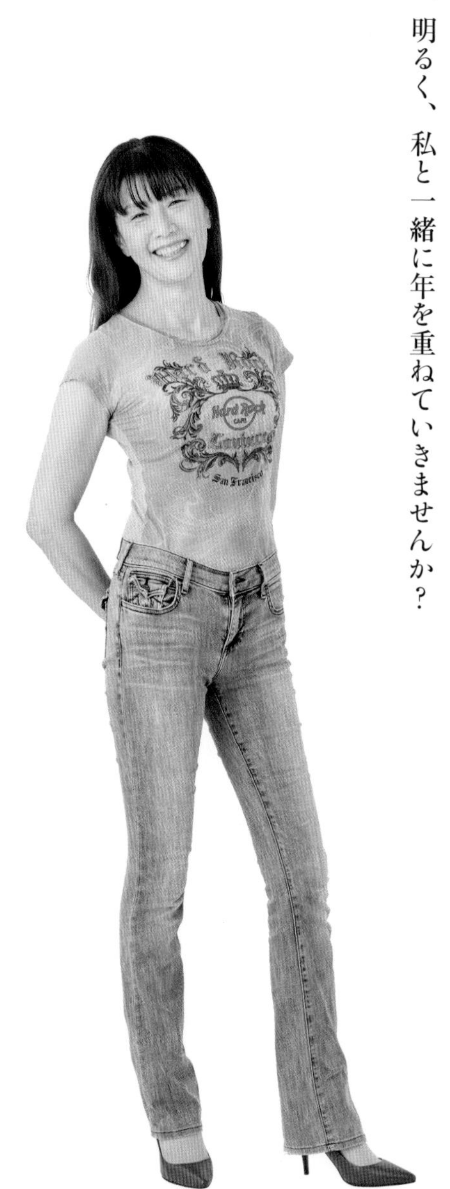

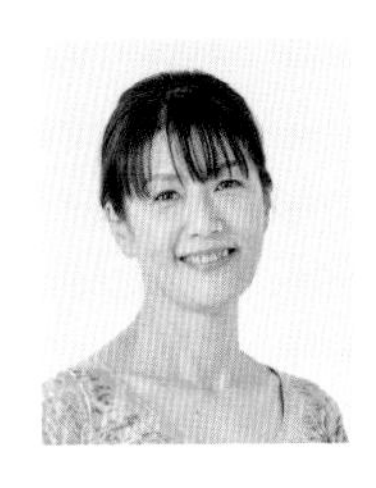

著者

木村友泉 Yuumi Kimura

LHJリンパケアマスター。薬剤師。「LHJ健美研究所」代表。1959年富山県出身。富山大学薬学部卒業。独自の美容健康理論を応用した美肌、くびれ、小顔セミナーが好評。メンタルバランスを整え、体の緊張をほぐすリンパケアを駆使して多くの顧客のパーソナルケアにあたっている。著書に『リンパケア革命1・2』（主婦の友社）、『「うるおいリンパ流し」で髪・首・手がみるみる潤う！』（PHP研究所）などがある。

1日10分でどんどん若返る！

一生使える 若返りリンパケア

2023年6月2日初版発行
2024年1月19日第2刷発行

著　者　木村友泉
発行者　川口秀樹
発行所　株式会社 三空出版（みくしゅっぱん）
〒101-0061
東京都千代田区神田三崎町3丁目5-9
天翔水道橋ビル411号室
TEL：03-5211-4466
FAX：03-5211-8483
https://mikupub.com
印刷・製本　日経印刷株式会社

Printed in Japan　ISBN 978-4-944063-82-6

構成・文／瀬戸由美子
撮影／赤石 仁
デザイン／齋藤彩子
ヘアメイク／久保りえ（プラスナイン）
イラスト／笹山敦子
校正／竹田賢一
編集／入江弘子

協力：ナチュレライフ編集部